中等卫生职业教育教材 —★— 供口腔修复工艺专业使用

全冠类固定修复体制作工艺

QUAN GUAN LEI GUDING XIUFU TI ZHIZUO GONGYI

主编 马银刚

中国出版集团有限公司

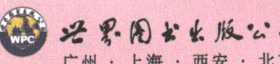

世界图书出版公司
广州·上海·西安·北京

图书在版编目（CIP）数据

全冠类固定修复体制作工艺/马银刚主编.—广州：世界图书出版广东有限公司，2024.12.--ISBN 978-7-5232-1848-8

Ⅰ．R783

中国国家版本馆CIP数据核字第2025DX4097号

书　　名	全冠类固定修复体制作工艺
	QUAN GUAN LEI GUDING XIUFU TI ZHIZUO GONGYI
主　　编	马银刚
责任编辑	刘　旭　曾跃香
装帧设计	米非米
出版发行	世界图书出版有限公司　世界图书出版广东有限公司
地　　址	广州市海珠区新港西路大江冲25号
邮　　编	510300
电　　话	（020）84460408
网　　址	http://www.gdst.com.cn/
邮　　箱	wpc_gdst@163.com
经　　销	新华书店
印　　刷	广州方迪数字印刷有限公司
开　　本	787 mm×1 092 mm　1/16
印　　张	6
字　　数	97千字
版　　次	2024年12月第1版　2024年12月第1次印刷
国际书号	ISBN 978-7-5232-1848-8
定　　价	88.00元

版权所有　翻印必究

（如有印装错误，请与出版社联系）

咨询、投稿：（020）84460408

本书编委会

主　　编：马银刚

副主编：商军亮

编　　委：范艳花　张　婷　马海荣　张郁芳

总策划：梁振华

策　　划：白　洁

前 言 FOREWORD

全冠类固定修复体因其美观、舒适,以及生物相容性好等优点成为牙科修复体的首选修复类别。全冠不仅能够提供与天然牙齿相似的外观,而且能更好地发挥类似于天然牙的功能。

全冠类固定修复体制作是《口腔固定修复工艺技术》教材中占比较大的内容,随着新技术的介入,制作工艺的不断发展,在教学的过程中,发现学生对单个操作步骤的掌握情况相对较好,但在修复体总体制作质量的把控上缺乏连贯性认识。为了给学习者提供相较于教材更加简洁、流畅的学习体验,并更加清晰地展示修复体制作的原理及方法,特将实际工作中全冠类修复体制作的部分工艺以活页式教材的形式来展示,希望能对学习者有所帮助。

由于本教材编者的编写水平有限,所涉及的内容若有疏漏之处,请各位读者批评指正,以求改进和完善。

目 录 CONTENTS

一　灌注托盘、模型修整 …………………………………… 1

二　代型的制备和修整 ……………………………………… 10

三　CAD/CAM技术条件下模型扫描及数据处理 ……… 19

四　铸造金属全冠蜡型熔模的制作 ……………………… 24

五　铸造金属全冠熔模的包埋、铸造和打磨 …………… 32

六　烤瓷熔附金属全冠的制作 …………………………… 41

七　CAD/CAM技术条件下内冠设计 …………………… 52

八　氧化锆内冠排版、切削、烧结 ……………………… 60

九　内冠打磨 ………………………………………………… 66

十　上瓷和焙烧 ……………………………………………… 71

十一　车瓷 …………………………………………………… 76

十二　上釉及烘干、烧结 …………………………………… 79

十三　质检 …………………………………………………… 83

全冠常规加工工艺及流程图 ……………………………… 85

学生学习评价 ………………………………………………… 86

结　语 ………………………………………………………… 87

教学视频二维码 ……………………………………………… 88

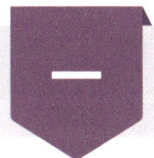

一　灌注托盘、模型修整

学习目标

1. 明确印模质量标准。
2. 掌握石膏模型灌注方法。
3. 熟练模型修整的操作。

学习过程

以主要步骤配文字说明的形式展示。

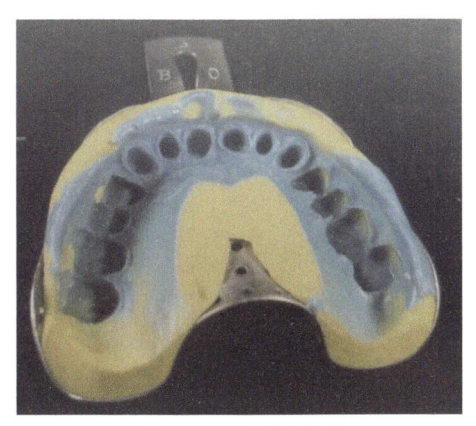

图 1-01　上颌印模

检查印模的完整性和准确性。

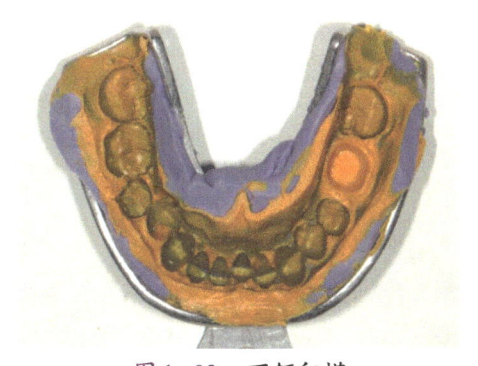

图 1-02　下颌印模

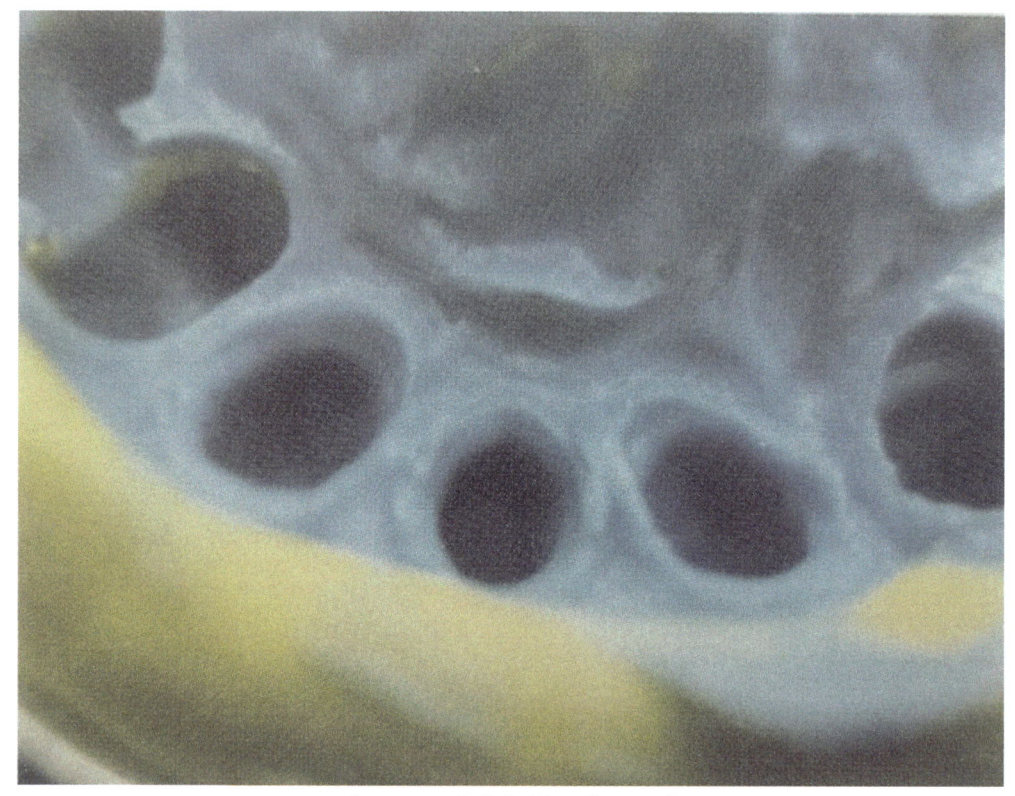

图 1-03　检查印模工作区细节

> 印模必须保证清晰、完整、平滑，并且印模和托盘不能有脱模现象，印模内若有修改的义齿附件不能有移位。此外，还需确认印模已进行消毒处理。

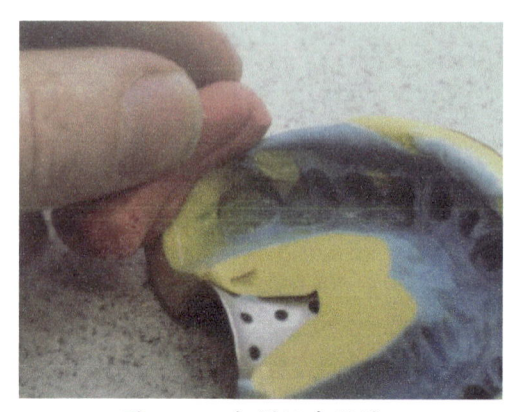

图 1-04　印模远中扩展1　　　图 1-05　印模远中扩展2

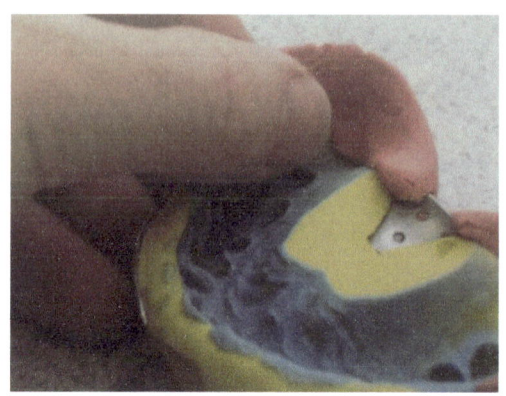

一 灌注托盘、模型修整

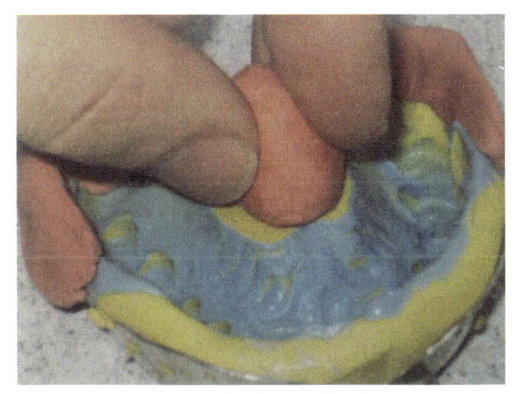

图 1-06　印模腭后部封闭 1

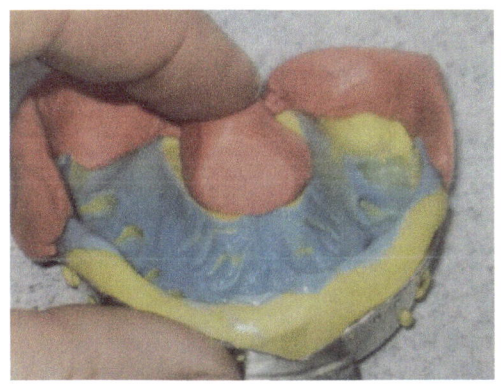

图 1-07　印模腭后部封闭 2

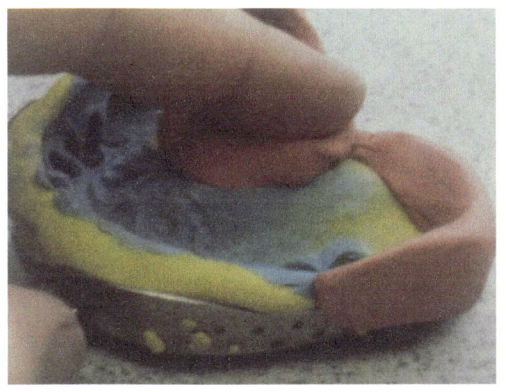

图 1-08　印模腭后部封闭 3

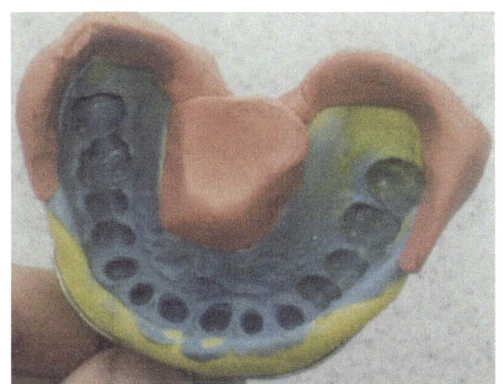

图 1-09　印模腭后部封闭 4

以上对印模外形的修整，有助于在印模灌注时获得厚度均匀、边缘较为整齐、强度较一致的石膏模型。

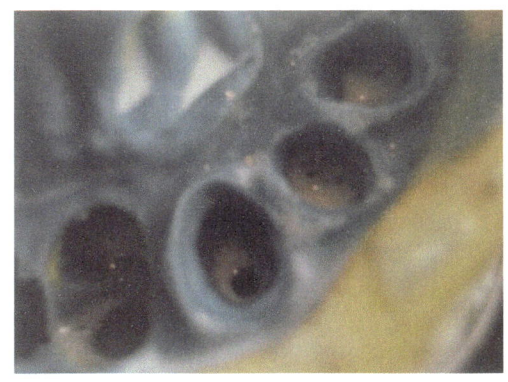

图 1-10　印模上的减张液

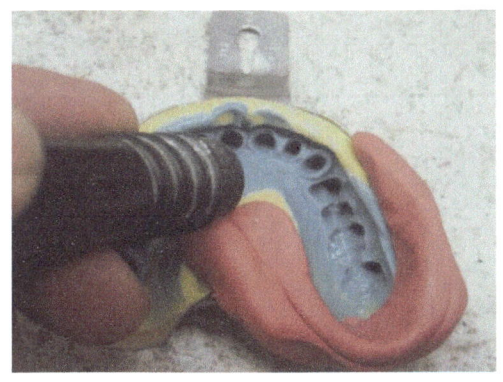

图 1-11　除去多余的印模减张液

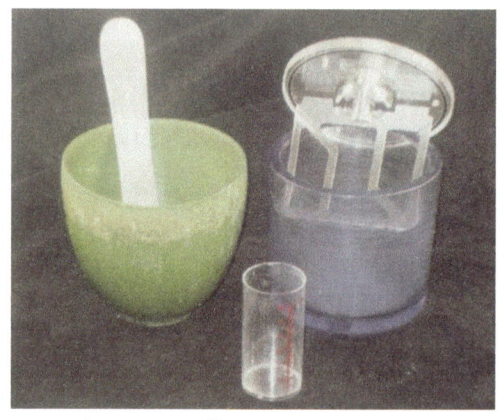

图 1-12　调拌杯、量杯、搅拌杯

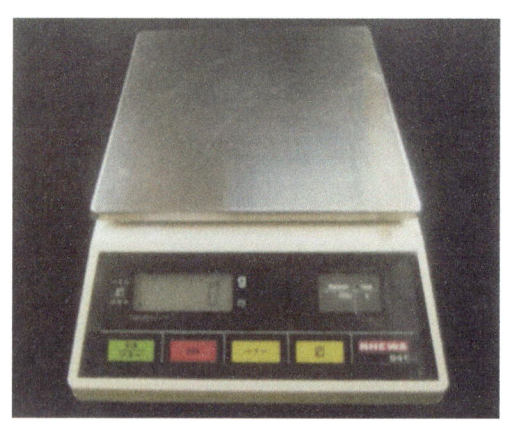

图 1-13　称重用电子秤

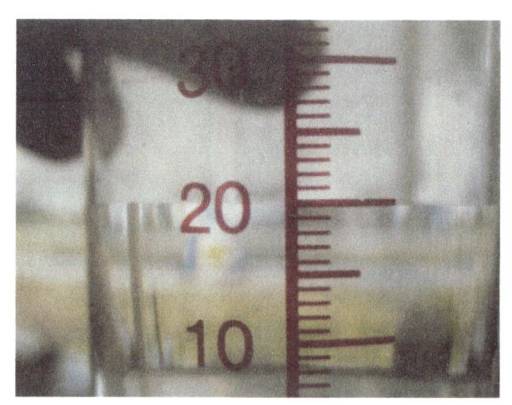

图 1-14　量取 20 mL 蒸馏水

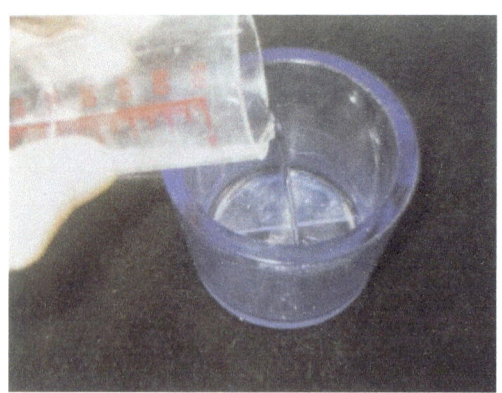

图 1-15　倒入搅拌杯内

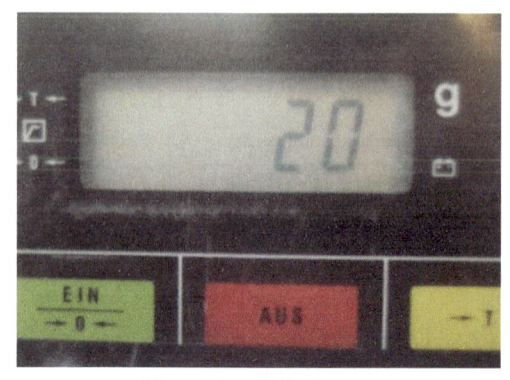

图 1-16　蒸馏水 20 g

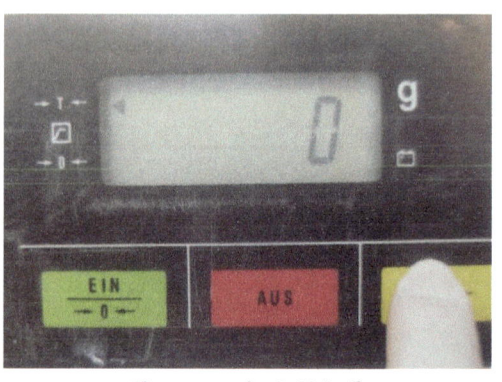

图 1-17　电子秤归零

一 灌注托盘、模型修整

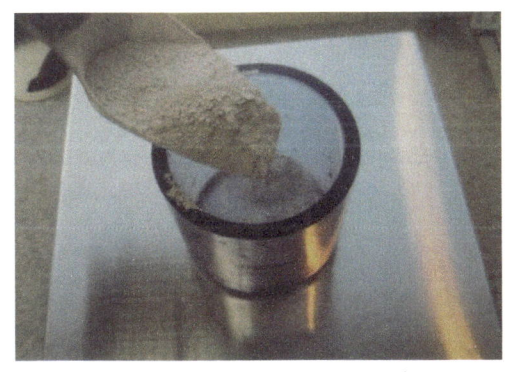

图1-18 搅拌杯中加入石膏

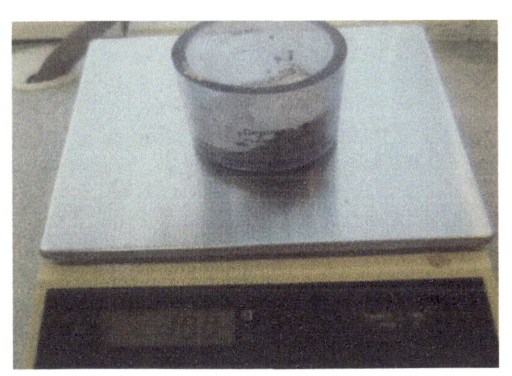

图1-19 电子秤显示100 g

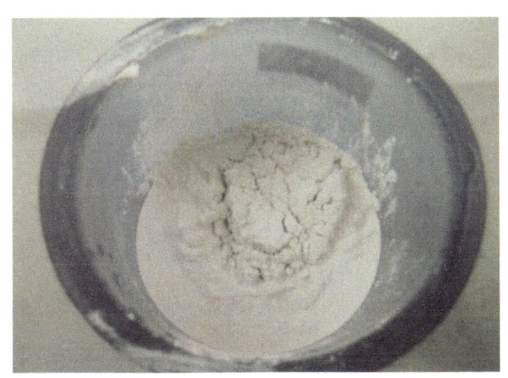

图1-20 加入石膏后静置到泥样

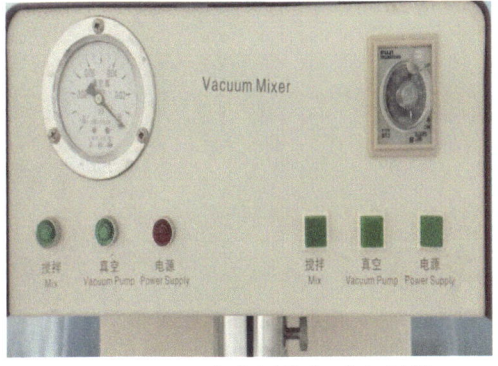

图1-21 用真空搅拌机进行搅拌

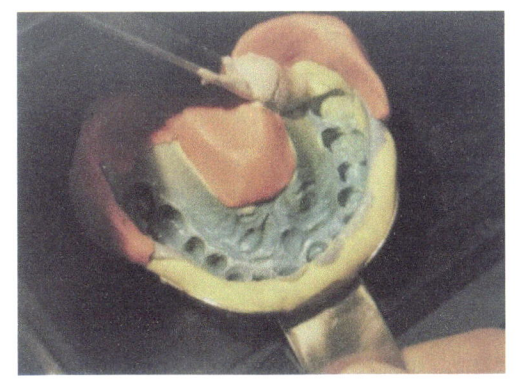

图1-22 少量多次加入石膏

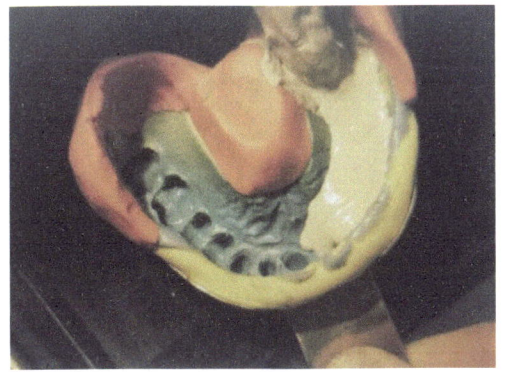

图1-23 边加入石膏边进行振动

选择印模上高而开阔处,放入少量调拌均匀的石膏,同时将印模置于振荡器上振动或手动振动,直至灌满整个印模为止。

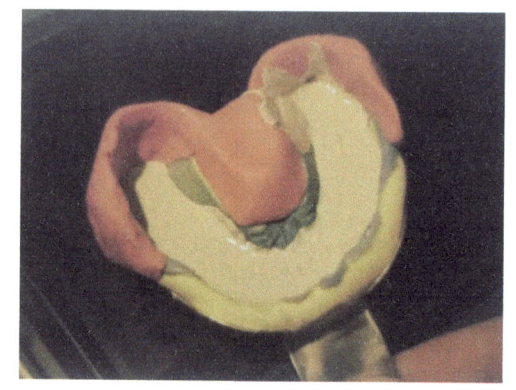

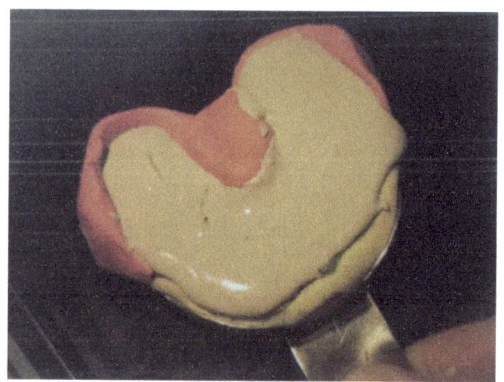

图1-24　牙列部分先全覆盖　　　　图1-25　石膏要有足够的厚度

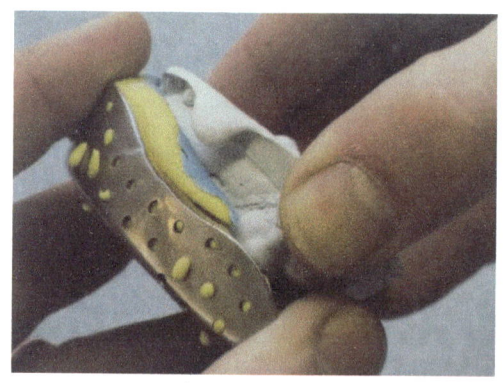

图1-26　灌注石膏2小时左右脱模　　图1-27　清理石膏模型表面

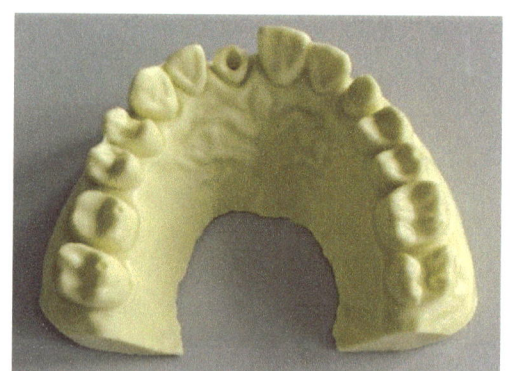

> 模型应完整、准确反映印模信息及口腔组织解剖的精细结构，表面无缺陷、无气泡、无石膏瘤，最薄处厚度在10 mm以上。

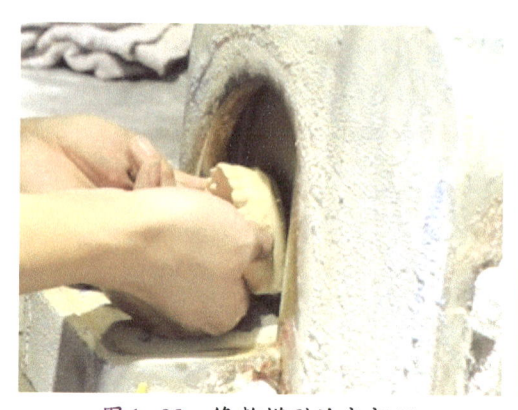

图1-28　修整模型的底部01　　　　图1-29　修整模型的底部02

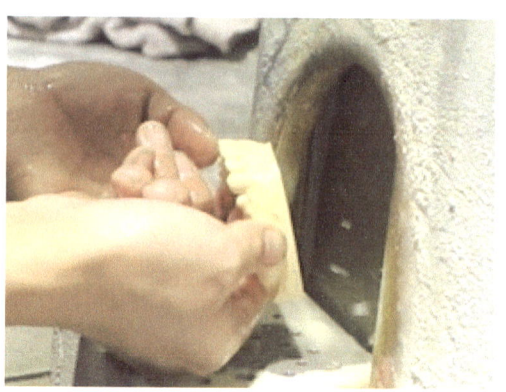

一 灌注托盘、模型修整

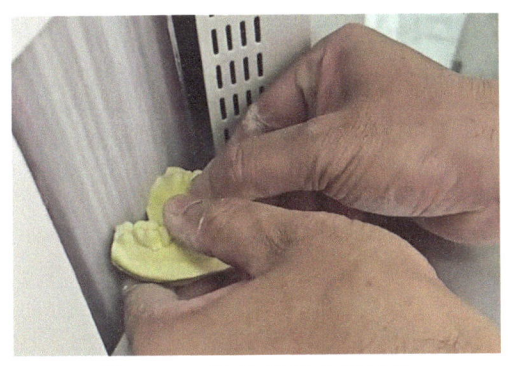

图1-30 修整模型后面形状

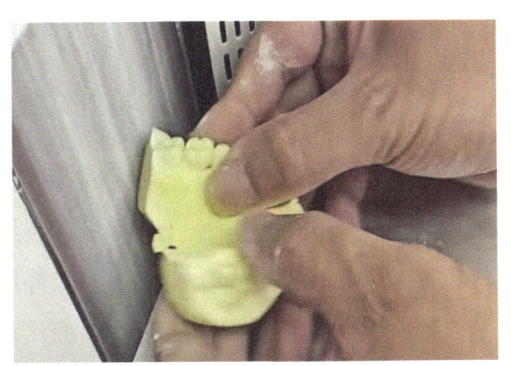

图1-31 修整模型后外侧面形状

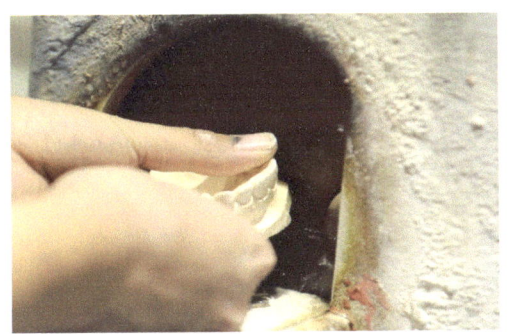

图1-32 修整模型前外侧面形状

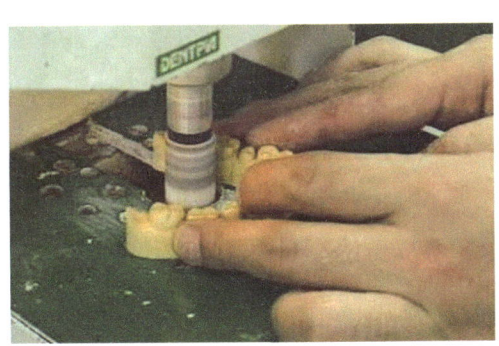

图1-33 修整模型舌侧面形状

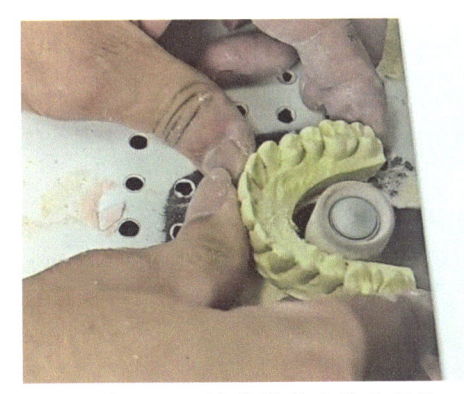

图1-34 修整模型舌前面形状

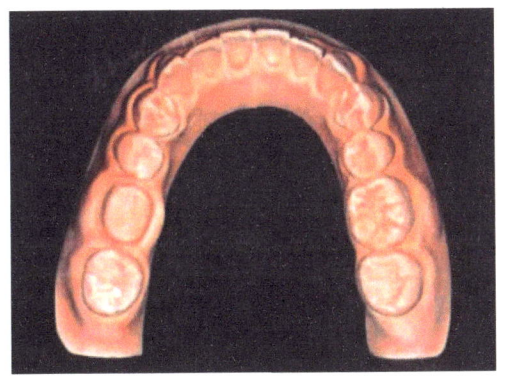

图1-35 修整完成的模型

  模型的基底面需磨改至与假想平面相平行，模型的后面及内外侧面与基底面垂直。模型的边缘宽度以3～5mm为宜。

  依据牙列形态用舌侧模型修整机修整模型舌侧壁，使唇（颊）侧、舌径宽度一致，形成一个仅有牙列部分的马蹄形模型。

  修整完后的石膏模型形态规则，表面清洁光滑且硬度较高，能经受修复体制作时的磨损。

目标巩固

1 下列关于印模说法错误的是

A. 印模基牙表面应光滑无缺损、无气泡

B. 肩台边缘应清晰、连续，无裂纹、气泡或缺损

C. 肩台不清晰或有气泡，可修补后再用

D. 需流水下冲洗去除印模表面污物

E. 浸泡消毒是目前最常用的印模消毒方法

2 下列关于灌注模型说法正确的是

A. 选择印模上低而开阔处加石膏

B. 灌注石膏时将印模置于振荡器振动

C. 下颌印模从腭侧灌入

D. 为提高效率，应少次大量加入石膏

E. 灌注模型时，可以加压以提高强度

3 关于模型材料调拌说法正确的有

A. 调拌时间长短对材料无影响

B. 手工调拌时应先加粉后加水

C. 调拌后将橡皮碗轻轻振动以排出气泡

D. 调拌时可中途加水

E. 调刀无须紧贴橡皮碗内壁环刮

4 下列符合口腔模型基本要求的有

A. 模型最薄处厚度应在 5 mm 以上

B. 模型基底面修整成与各侧面相平行

C. 模型后面与各侧面垂直

D. 模型边缘宽度以 3~5 cm 为宜

E. 模型表面光滑，硬度高，能经受修复体制作时的磨损

5 模型目前应用较为广泛的消毒方法是

A. 浸泡／喷雾消毒

B. 熏蒸消毒法

C. 微波消毒法

D. 臭氧消毒法

E. 紫外线消毒法

思考练习

一 案例分析：如果你是一位义齿加工企业的技师，你收到如下模型1、模型2，它们是否为合格的模型？如果不合格，请分析原因。

二 浅谈不合格的模型有哪些。

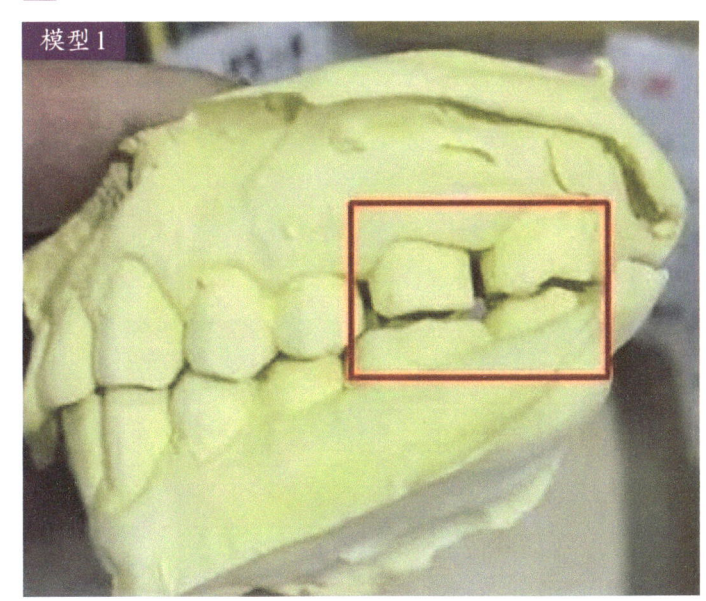

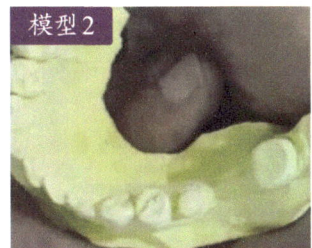

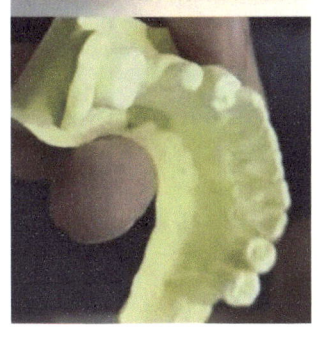

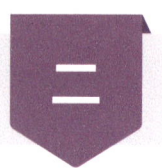

二 代型的制备和修整

学习目标

1. 明确代型制备和修整的流程。
2. 掌握代型制备和修整的方法。
3. 熟悉代型制备和修整的注意事项。

学习过程

以工作流程、工作步骤配文字说明的形式展示。

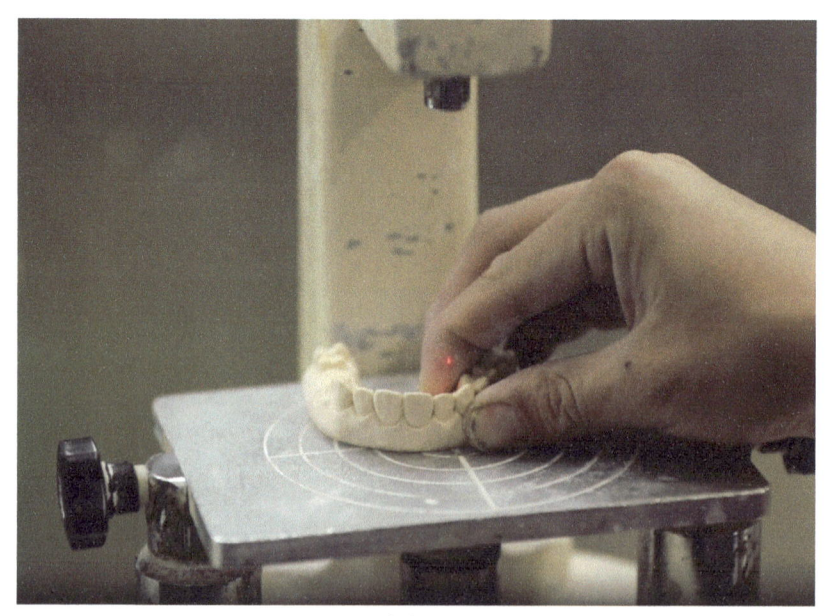

图 2-01 激光打孔机定位打孔

打开打孔机电源开关,将工作模型置于打孔机的平台上,将红色指示光点对准打孔标记点,打孔期间始终保持握紧工作模型的状态。

二 代型的制备和修整

将工作平台向下按，工作台面下按时，模型随之接触快速转动的打孔钻，形成所需的孔。要求孔位于基牙近远中径和颊舌径的中心点，孔壁与模型底面垂直。

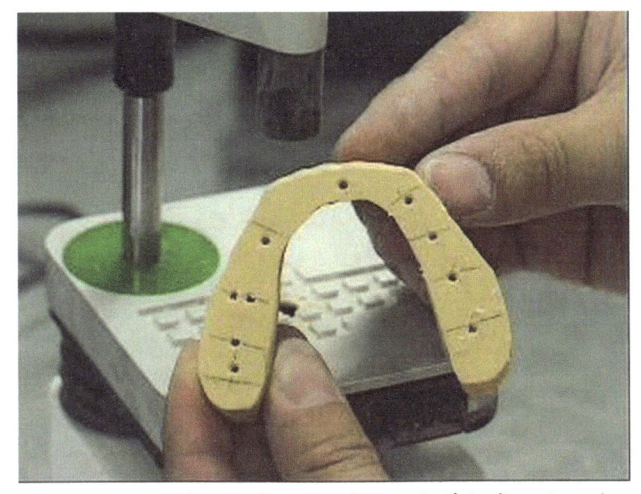

图 2-02　激光打孔机打孔（双钉或单钉复位钉孔）

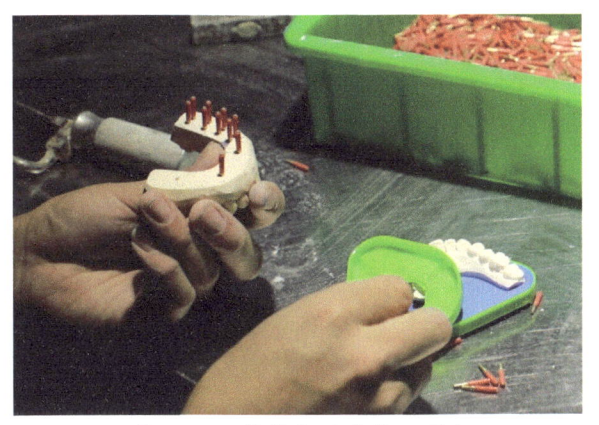

所有的复位及固位钉孔打好后，用气枪吹净孔内的粉末，用502胶将代型钉粘固于孔内，注意代型钉不能偏斜，孔内胶水不宜过多，防止胶水渗出模型底部表面形成薄膜，影响密合度。

图 2-03　复位钉的安插、固定

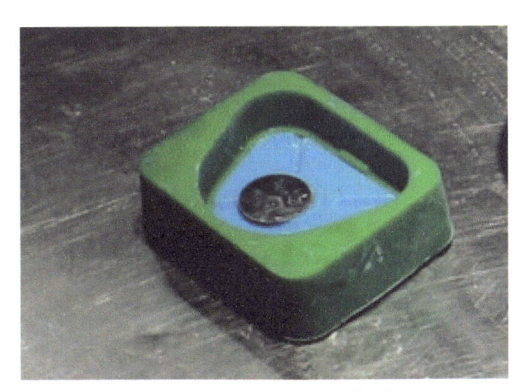

图 2-04　模型橡胶底座

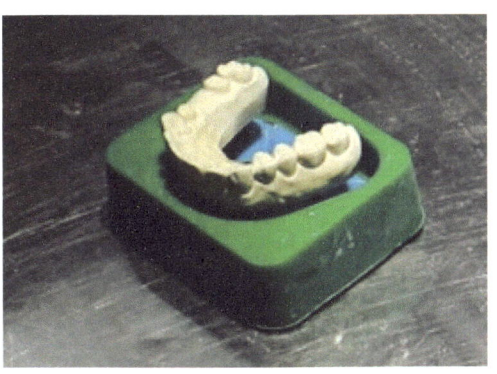

图 2-05　把工作模型放入底座

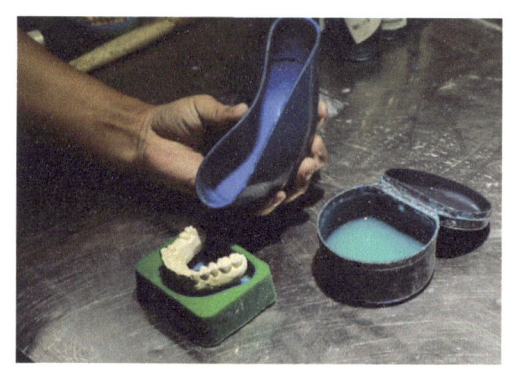

图 2-06　调拌好石膏准备倒入

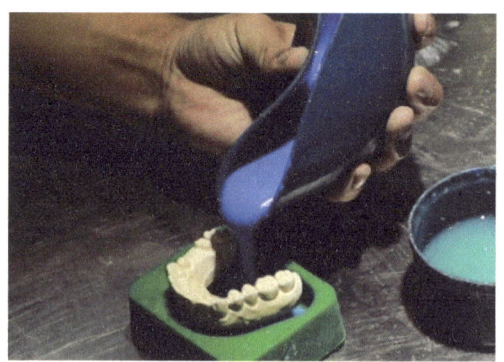

图 2-07　由中部缓慢倒入石膏

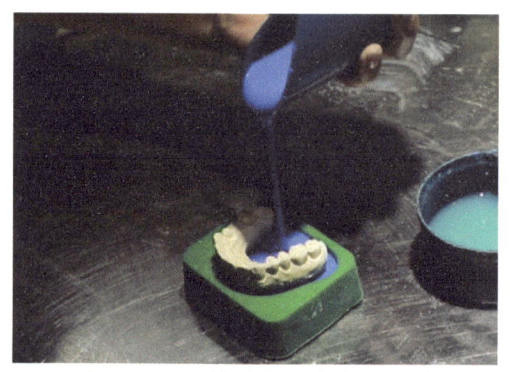

图 2-08　保持稳定避免掺入气泡

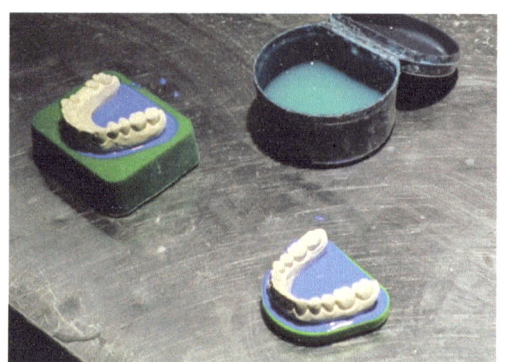

图 2-09　灌入石膏等待凝固

> 将调拌好的适量硬质石膏，在振荡器的振荡下注入橡胶底座中，再取少许硬质石膏糊剂，加到需形成可卸部分的底部，确保可卸印部分的底部与后加入的石膏糊之间无间隙或气泡存在。然后将工作模型压入橡胶底座中，使复位钉接触最底部。

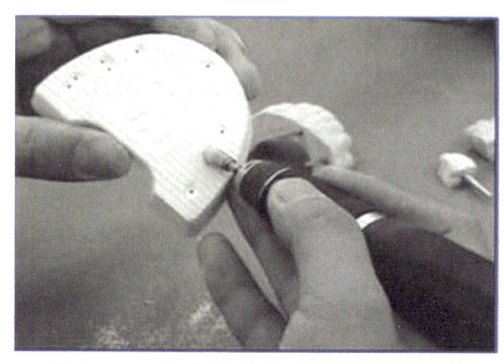

图 2-10　暴露模型底座的复位钉根端

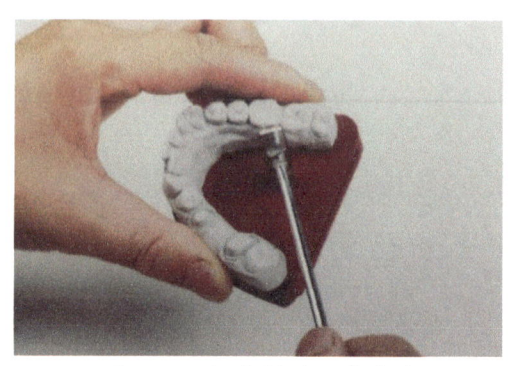

图 2-11　锤击模型石膏底座

二 代型的制备和修整

待模型底座石膏完全凝固后,需要从模型底座成型器中脱出工作模型,在固位及复位钉对应的位置进行打磨,以暴露钉的末端,方便代型的拆卸。

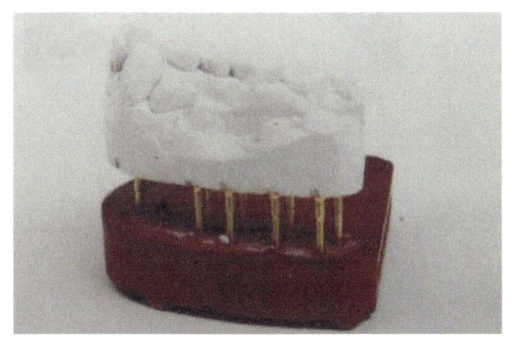

图 2-12 模型逐渐与底座分离

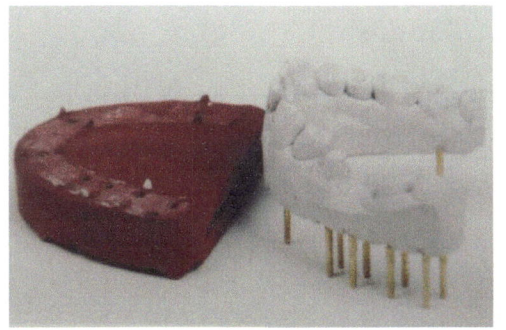

图 2-13 模型脱离石膏底座

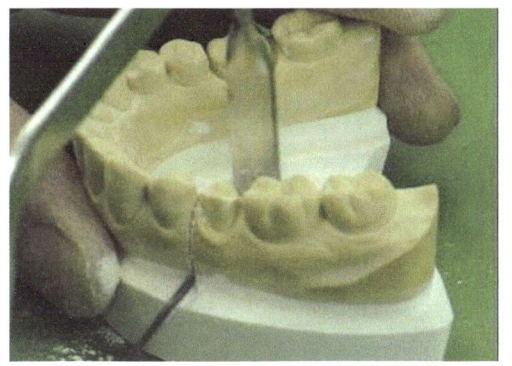

图 2-14 分割模型

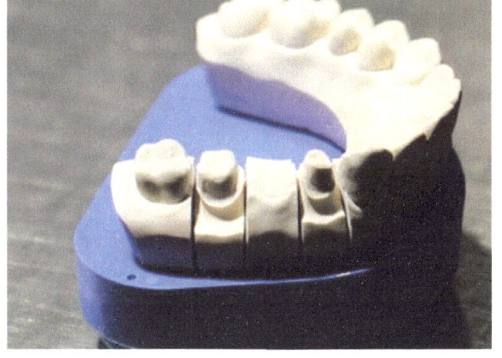

图 2-15 形成可卸式模型

用 0.2 mm 厚的 U 形石膏分离锯分别沿患牙(或基牙)近远中邻面向龈方,以与患牙(或基牙)牙长轴平行的方向向下锯开,锯至两层石膏的交界线为止。锯时应注意模型不可太湿,以免黏住锯片,锯缝要窄,切割时不得伤及患牙(或基牙),保持垂直向切割,锯开线的两边应相互平行,不能发生倾斜。最终形成的代型可从整体的牙列模型上分离取下并能恢复到原位。

全冠类固定修复体制作工艺

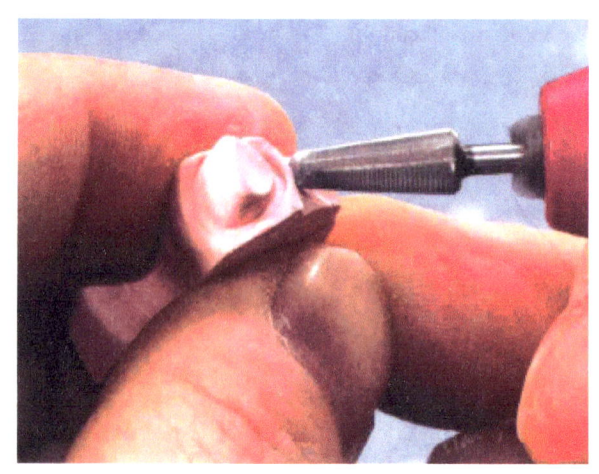

图 2-16　锥形钻初修根形

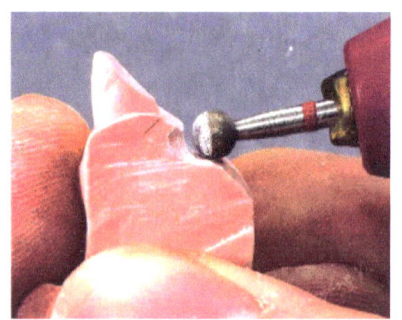

图 2-17　修整基牙肩台游离龈

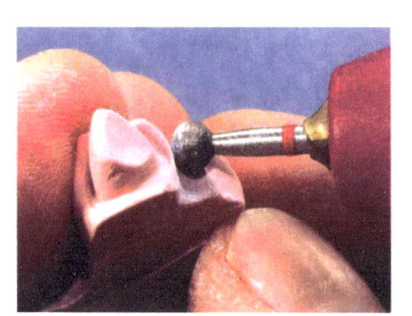

图 2-18　去除游离龈

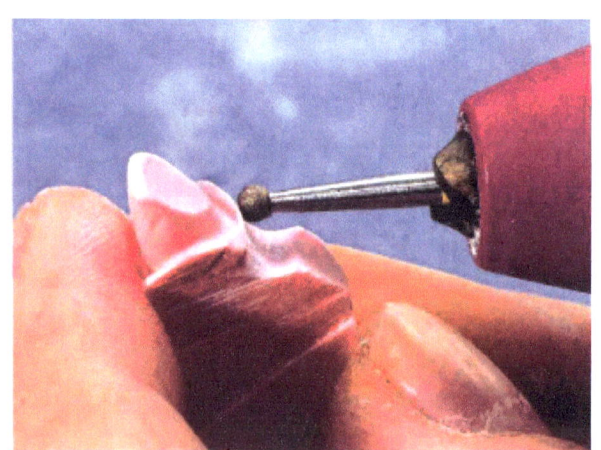

图 2-19　小球钻精修肩台根侧

> 修整代型颈部的边缘时可用各类钨钢磨头、粗不锈钢钻头、粗金刚砂球钻以及硬质合金磨头。由于边缘线的重要性和技术要求，所有相关操作都必须在放大镜下完成，在游离龈缘根方约5 mm的位置处，由外向内对模型进行修整。而在靠近边缘线的区域，换用更精细的钻头进行修整，以保证边缘线龈方的牙体组织不被破坏。

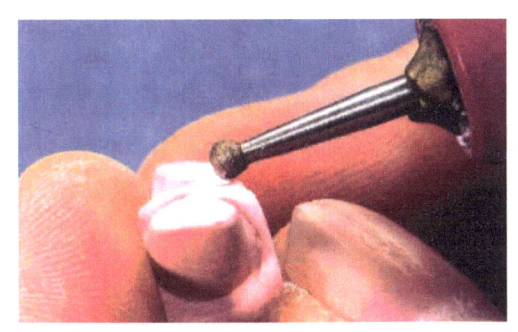

图2-20　精修代型边缘牙合面观

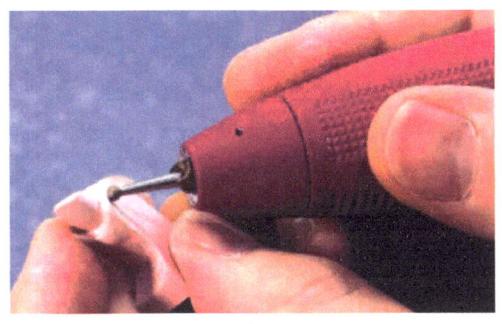

图2-21　精修代型邻面

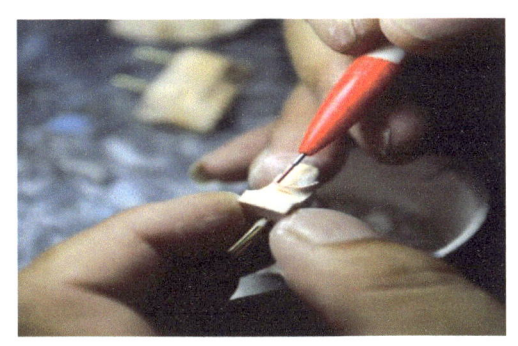

图2-22　标记代型肩台边缘线

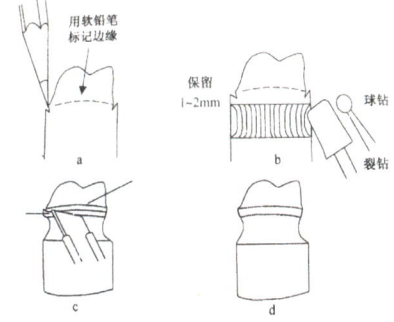

图2-23　代型修整示意图

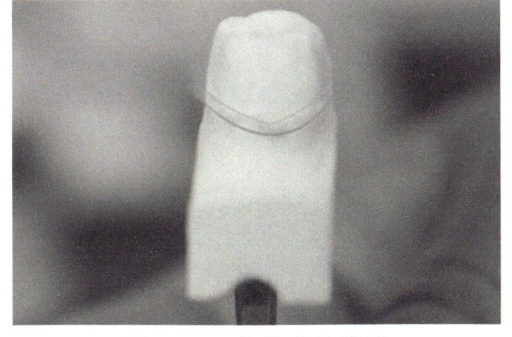

图2-24　修整后的代型

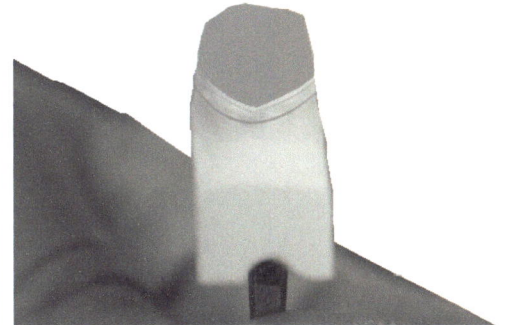

图2-25　代型涂间隙涂料

　　通过放大镜观察可以发现，修整区表面粗糙度大于未预备牙的牙根表面，而且有很多细小的磨痕，从而可以确定边缘区的界限。然后使用红色蜡笔，在放大镜下轻轻标记出边缘线的位置。在蜡型制作以及修复体试戴时，都不能越过该红色标记线。

　　用削尖的铅笔画出颈缘线，在距颈缘线0.5 mm以下、宽3 mm的范围内，用技工打磨机夹持大球钻修磨成凹面，形成清晰的牙颈缘，便于制作熔模的颈缘形态。

　　将间隙涂料瓶摇匀，用小毛笔蘸取少量涂料，从代型的颈缘开始向牙合面方向均匀涂布一层，先四周后牙合面，厚度约20～30 μm。代型颈缘线0.5～1 mm以内不得涂布间隙涂料，以保证固定修复体边缘的密合性。

■ 全冠类固定修复体制作工艺 ▶▶▶

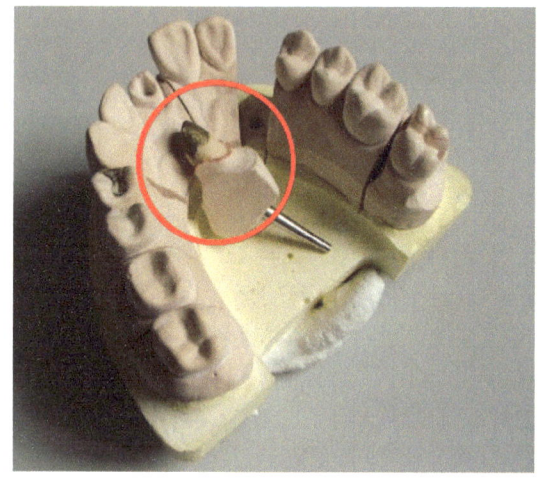

图2-26 待间隙涂料干燥后代型再准确复位

提示：在颈缘线区涂布强化剂是为了保护颈缘；在代型表面涂一层间隙涂料，是为了补偿铸造材料的冷却凝固收缩，利于修复体完成后能顺利就位，同时给粘固剂预留一定间隙。另外涂布过程中切忌来回反复涂擦。

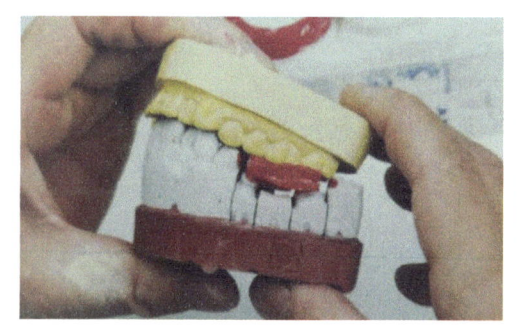

图2-27 确定上下牙咬合关系

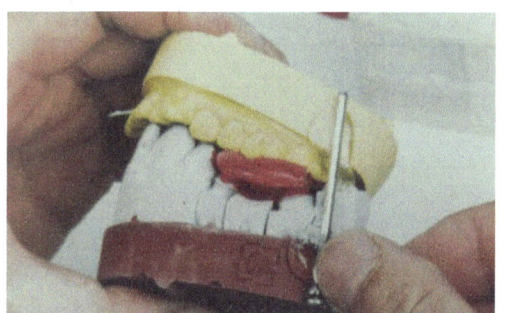

图2-28 固定上下颌模型

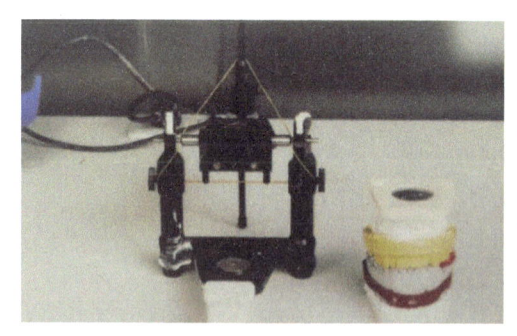

图2-29 匹配𬌗架与模型

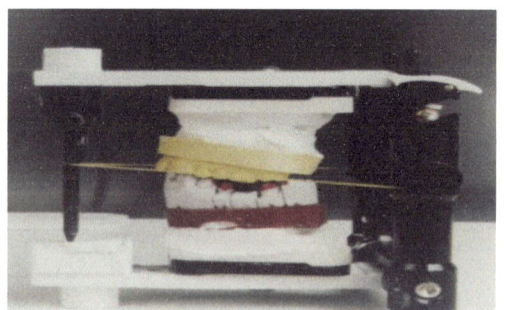

图2-30 将模型固定在𬌗架上

此处确定咬合关系及上𬌗架的操作过程，是为了将患者口内的咬合关系准确地复制到口外，同时经过上𬌗架后，可以在完成修复体的过程中，通过𬌗架的运动来模拟患者上下颌的多种咬合状态，及时调整修复体的外形、咬合及邻面接触关系，以达到良好的修复效果。

目标巩固

1 U形石膏分离锯的厚度是

A. 0.2 mm

B. 0.2 cm

C. 0.3 mm

D. 0.5 mm

E. 0.4 mm

2 钉代型技术要求修整后的工作模型底部到基牙颈缘的厚度为

A. 2~4 mm

B. 3~6 mm

C. 7~8 mm

D. 8~10 mm

E. 10~15 mm

3 模型强度低常见的原因有

A. 模型材料本身强度低

B. 调拌时水粉比例过大

C. 调拌中途加水或石膏

D. 模型长时间置于潮湿环境

E. 以上都是

4 制作可卸式代型的目的是便于制作蜡型,以下不是其特点的为

A. 在制作熔模过程中,视野清楚,操作方便

B. 有利于熔模的颈缘和邻接点的修整

C. 使制作的修复体与龈缘密合度及其与邻牙邻接关系良好

D. 可使得代型与牙列模型的位置关系更加稳定

E. 代型制作不当或石膏硬度不足时可引起制作精度下降

5 钉代型技术模型检查不包括以下哪项内容

A. 基牙(或患牙)牙龈缘清晰度及肩台制备情况的检查

B. 工作模型应清晰完整,有足够的厚度,光洁度好

C. 近基牙(或患牙)侧不应存在有影响修复体就位的较大倒凹

D. 对颌模型牙冠的颊舌侧有无气泡或石膏小瘤子

E. 检查上下颌模型咬合关系及蜡记录是否准确

全冠类固定修复体制作工艺

思考练习

一 分割模型时为什么模型不可太湿，锯片要薄？

二 代型根部修整有何意义？

三 在代型的预备和修整中代型肩台颈部的修整操作十分重要。修整必须有据，切勿随意延长或填补。我们都知道即使是有多年义齿制作经验的技师也会有返工问题，以下图为例，请大家思考如果代型颈缘和肩台位置不合理会出现哪些必须返工的问题。代型修整完成后，还有一项工作：确定颌位关系及上颌架。请大家口述相关内容及注意事项。

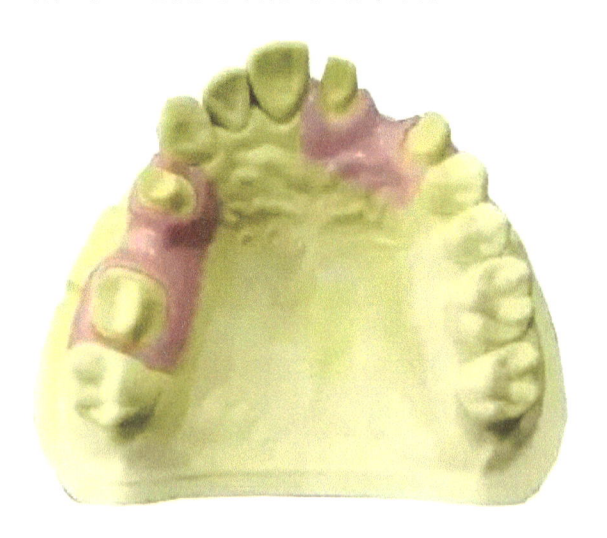

三 CAD/CAM技术条件下模型扫描及数据处理

学习目标

1. 明确模型扫描及数据处理的流程。
2. 掌握模型扫描及数据处理的方法。
3. 熟悉模型扫描及数据处理的注意事项。

学习过程

以工作流程、工作步骤配文字说明的形式展示。

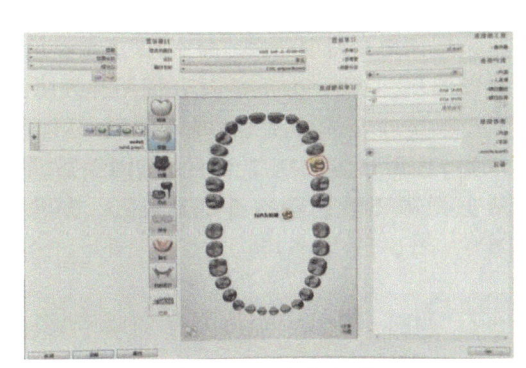

图 3-01　建立订单

　　将订单机构信息、患者信息、医师对修复体设计的信息输入界面，建立准确的订单号，后续操作均在此编号下进行，也便于以后查找。

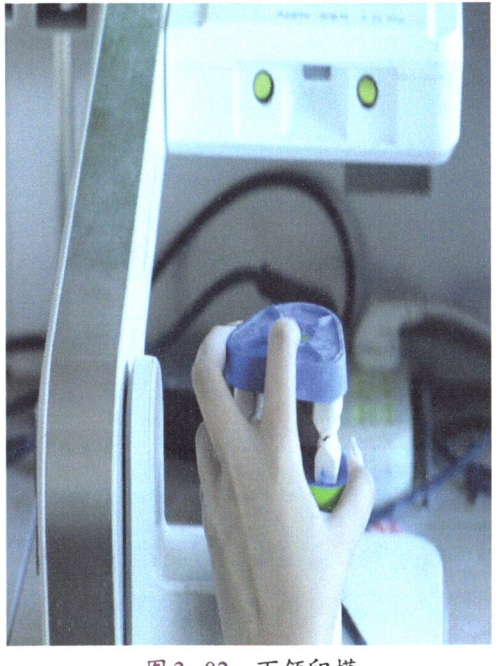

图 3-02　下颌印模

■ 全冠类固定修复体制作工艺 ▶▶▶

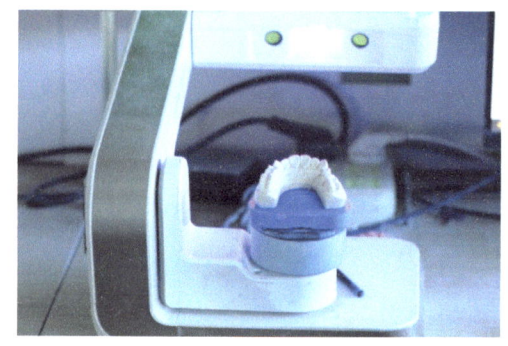

图 3-03　工作模型扫描 01

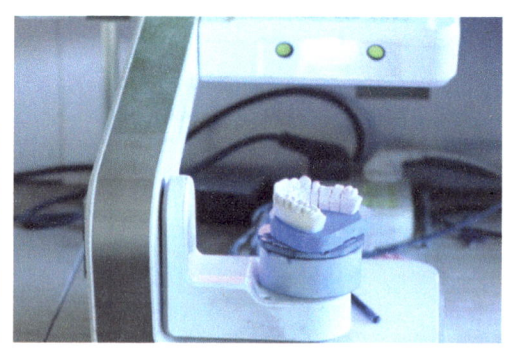

图 3-04　工作模型扫描 02

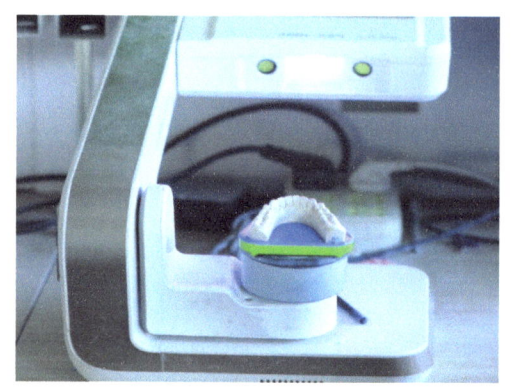

图 3-05　对颌模型扫描 01

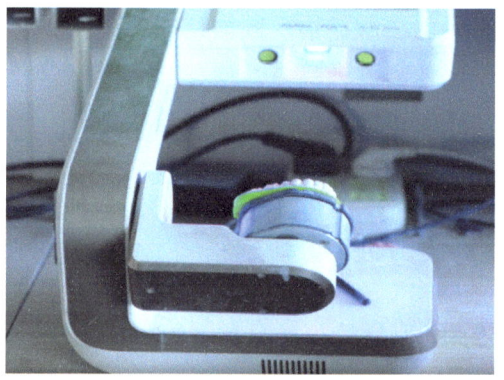

图 3-06　对颌模型扫描 02

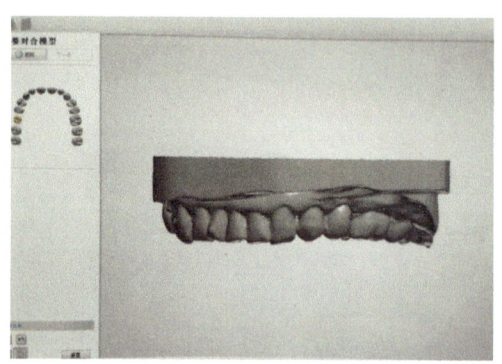

图 3-07　扫描后单颌模型

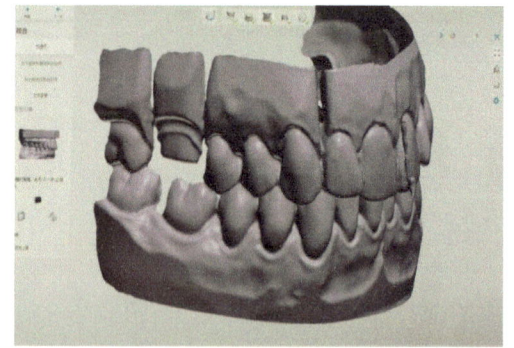

图 3-08　扫描后咬合关系模型

　　建立订单，通过扫描仪采集石膏模型（或印模）数据，或通过接收医师远程发送的口内扫描数据，来获取数字模型数据，并由设计人员在电脑上完成修复体的设计，继而用各种专业加工设备进行系统的加工。此法可以加工单冠、固定桥、精密附着体、套筒冠、支架、种植。

三 CAD\CAM技术条件下模型扫描及数据处理

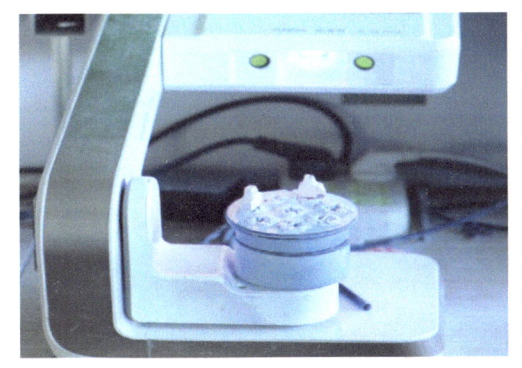

图3-09 基牙代型扫描01

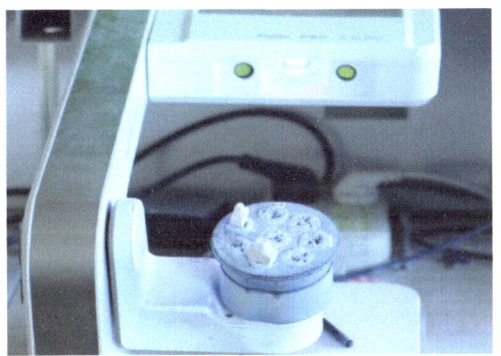

图3-10 基牙代型扫描02

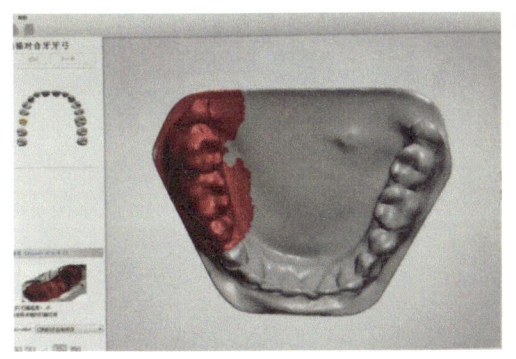

图3-11 精细扫描对颌工作区域

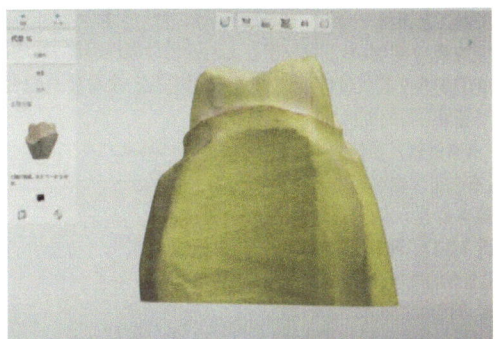

图3-12 观察代型扫描结果

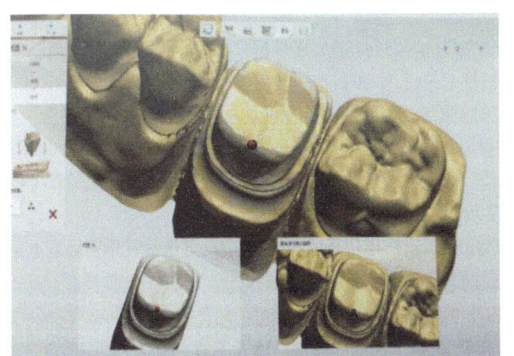

图3-13 需要时对代型数据手动校准

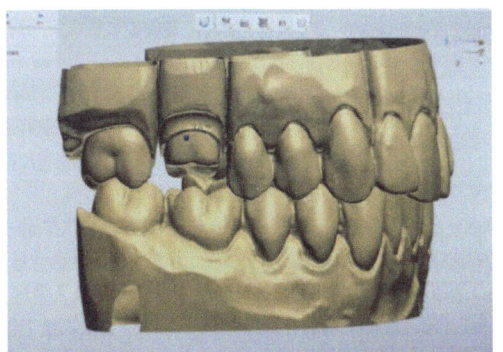

图3-14 代型扫描和配准完成

21

按代型扫描软件的步骤提示,将代型从牙列中取下,唇、颊侧朝向扫描板弓形的前端,可用蓝丁胶将代型固定在扫描板的中心位置。扫描多单位修复体时,可按顺时针方向有序扫描单个代型,或使用多功能扫描盘同时安放并扫描多个代型。代型扫描结束后,检查代型的肩台和基牙表面是否完整,必要时调整代型放置的位置、角度和高度,或是喷涂显影剂再次扫描。

一般情况下,软件会自动将代型扫描数据配准到之前扫好的牙列模型上,若因摆放角度、高度等问题没有自动对入,可手动点击配准;转动模型,三维方向检查上、下咬合关系是否紧密,磨耗面是否吻合,点击下一步,在软件界面上方中间的所有扫描操作步骤都显示为绿色对勾时,即完成扫描流程。

目标巩固

1 模型扫描及数据处理注意事项包括

A. 把模型固定到固位螺栓上时，要注意拧紧，防止在扫描过程中掉落，损坏模型

B. 模型上若有多颗基牙，要反复确定牙位，如果识别错误则后续无法正常设计

C. 在扫描过程中，如有多颗基牙，要注意小心插拔，不要用蛮力，以免损坏基牙，从模型上取下再次插入时，要保证就位完全

D. 扫描完成，修剪模型数据时，注意不能修剪到有用的数据，尤其是基牙边缘

E. 以上都是

2 关于龈下边缘的说法，错误的是

A. 边缘隐蔽有利于美观

B. 对牙颈部过敏有防护作用

C. 边缘伸展可增加修复体固位力

D. 只要操作正确，边缘密合，不易产生龈缘炎

E. 为增加固位力，修复体边缘应超过龈沟底

3 模型的扫描包括的步骤有

A. 启动扫描软件，进入软件主界面，填写订单，注明操作人员、客户、患者信息

B. 确定单号，注明牙位、扫描方式、修复材料、加工机器

C. 订单确认，完成医师要求后点击确认，保存信息

D. 扫描工作模型、工作模型及咬合模型，保存数据

E. 以上都是

4 单个代型扫描的要求，以下哪项符合

A. 将代型的唇颊侧朝向接口板弓形的前端并进行固定后开始扫描

B. 扫描咬合关系时，需要将上下颌模型固定后再放入工作仓

C. 通过自动或人工选择定位点，将上下颌扫描数据与咬合扫描数据合并

D. 修剪模型，去除边缘多余部分，只留颈缘以下1cm

E. 以上都是

四 铸造金属全冠蜡型熔模的制作

学习目标

1. 明确熔模制作的流程。
2. 掌握熔模制作的方法。
3. 熟悉熔模制作的注意事项。

学习过程

以工作流程、工作步骤配文字说明的形式展示。

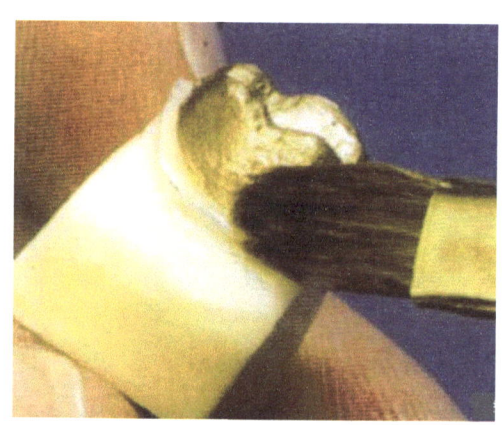

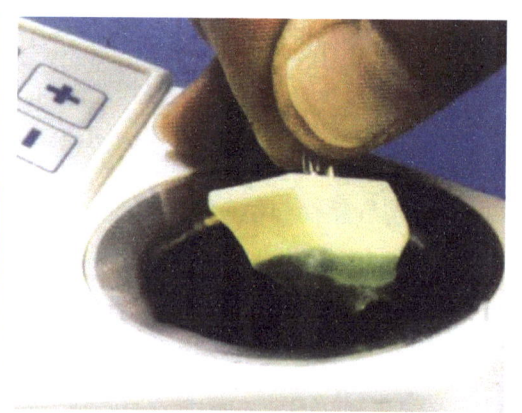

图4-01　涂分离剂　　　　　　　图4-02　代型表面浸蜡

注意涂布分离剂时既要涂布预备牙代型牙冠表面，又要涂布相邻牙及对颌牙表面。浸蜡时要将代型冠部在蜡液中快速旋转浸渍，直到颈部解剖边缘线浸入其中。然后将代型以同样的旋转方式缓慢而均匀取出，在代型尖端退出蜡池之前稍做停顿，让多余的蜡滴走，使代型表面形成一层薄而均匀的蜡膜。

四 铸造金属全冠蜡型熔模的制作

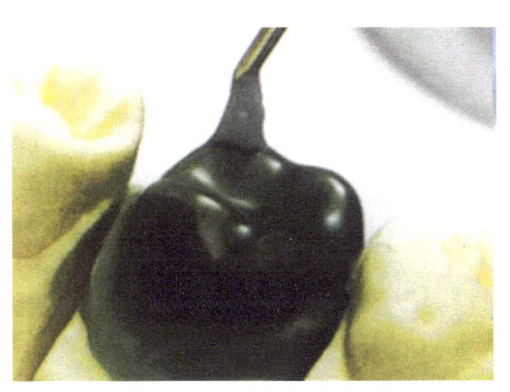

图4-03　近中颊尖上蜡

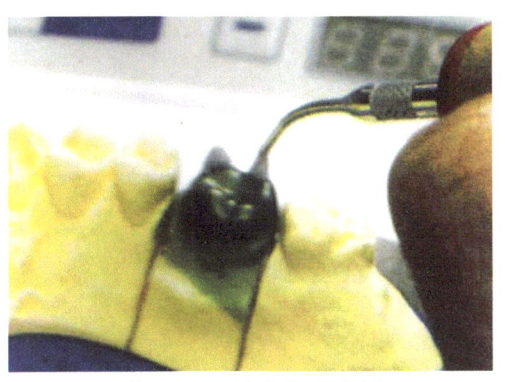

图4-04　远中颊尖上蜡

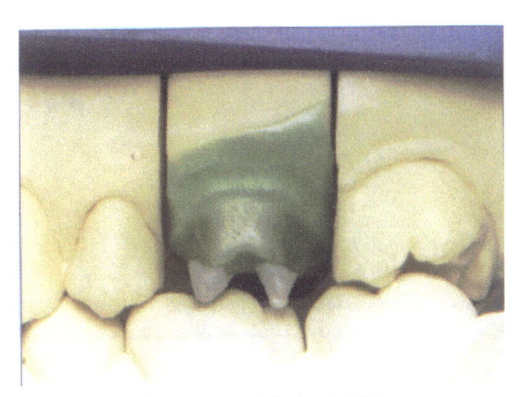

图4-05　形成颊尖蜡核

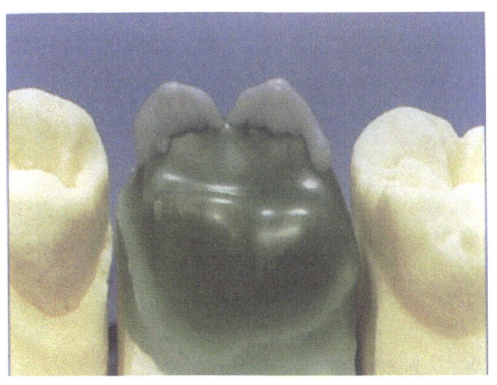

图4-06　形成颊尖

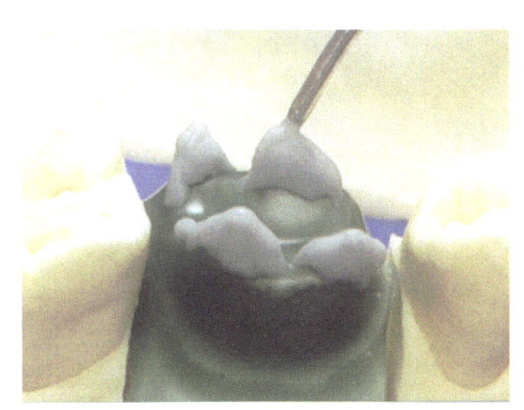

图4-07　形成舌尖蜡核

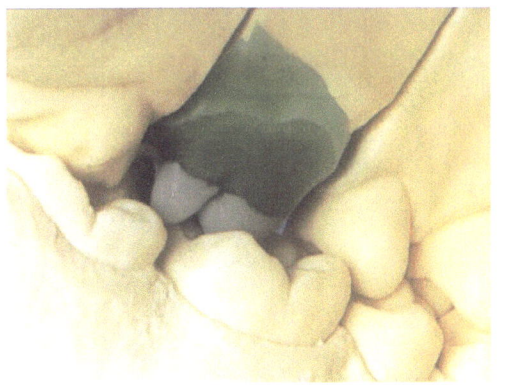

图4-08　形成舌尖

形成牙尖：将蜡刀、探针加热后，取蜡液滴加在代型的牙尖区域，形成牙尖蜡核，并通过咬合调整至适宜高度。堆尖的顺序是近中颊尖、远中颊尖、近中舌尖、远中舌尖。

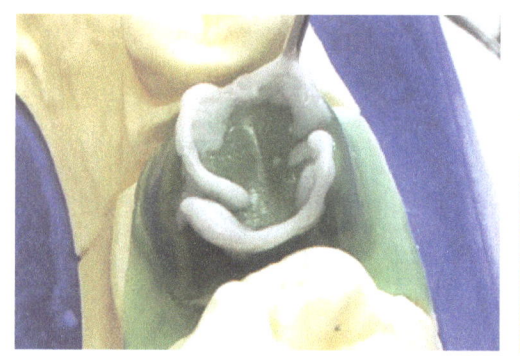

图4-09 堆筑近中边缘嵴　　　　　图4-10 堆筑舌侧边缘嵴

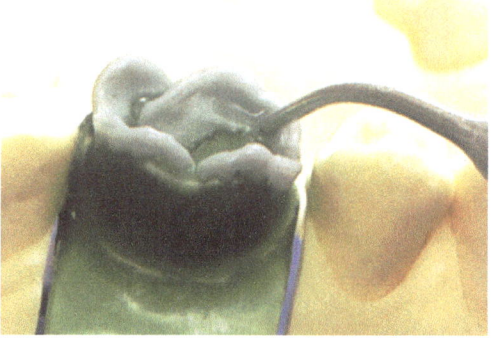

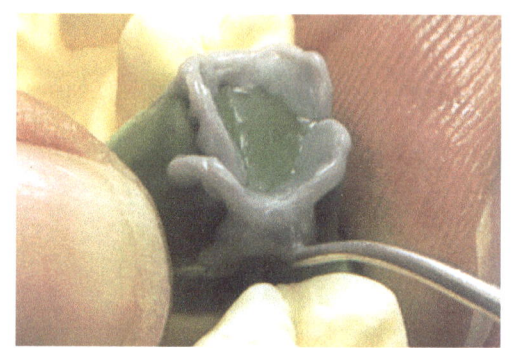

图4-11 近中邻面加蜡　　　　　图4-12 远中邻面加蜡

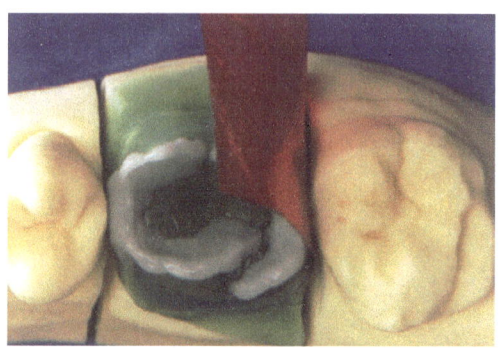

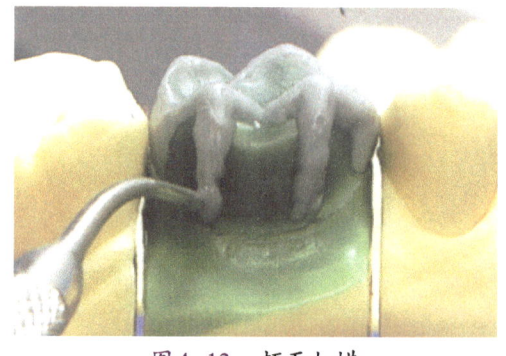

图4-13 颊面加蜡　　　　　　　图4-14 舌面加蜡

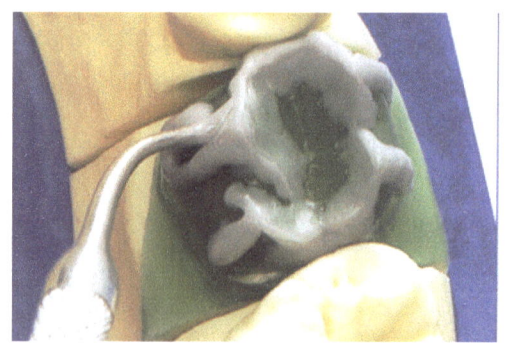

堆筑边缘嵴：从近中颊尖的近中牙尖嵴开始加蜡，然后依次形成近中、舌侧、远中、远中颊侧边缘，最终与起点会合，并修整完成外形。

邻面加蜡：在邻面加蜡建立良好的邻接触关系，远中邻接点为凸起状，近中接触点为凹状，并用咬合纸来检查接触点。

颊舌面加蜡：先加蜡形成颊舌面的轴嵴，再加蜡恢复牙冠的外形高点、突度和牙冠轴面长度，注意控制好牙冠外形的大小，仔细形成颊舌沟及颊舌外展隙，避免蜡型局部过薄。

四　铸造金属全冠蜡型熔模的制作

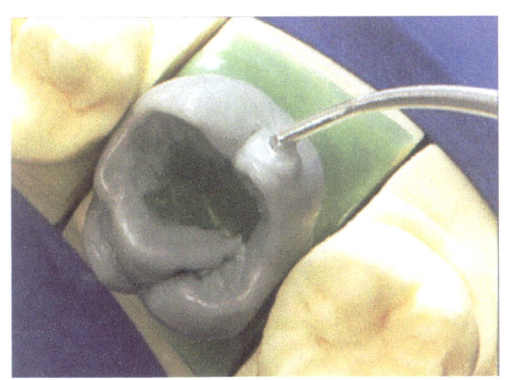

图4-15　轴面局部加蜡

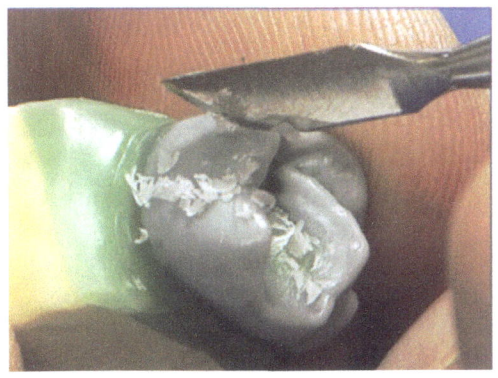

图4-16　轴面局部修整

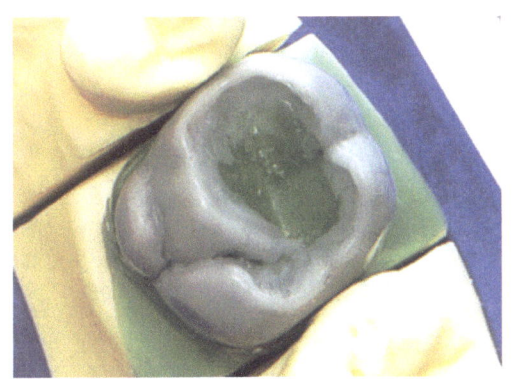

图4-17　牙合面形态观察

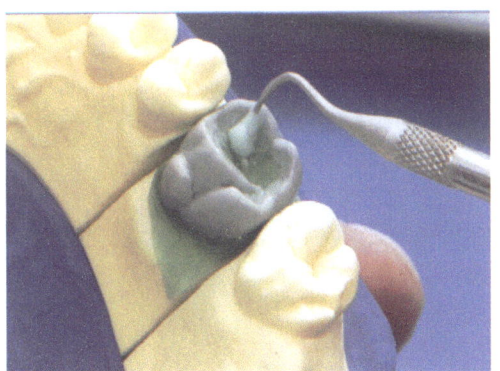

图4-18　三角嵴区加蜡

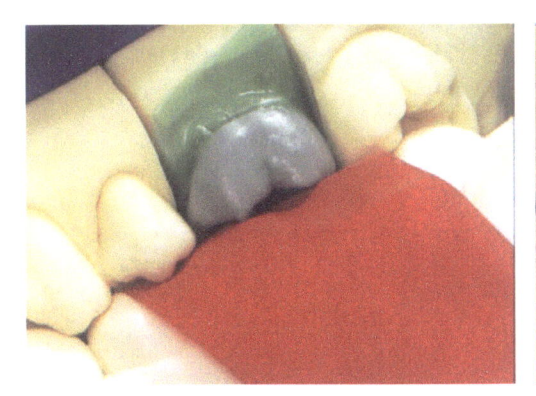

图4-19　咬合纸检查咬合

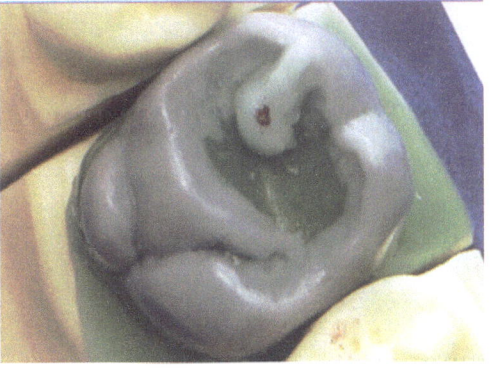

图4-20　发现并去除早接触点

牙合面三角嵴、斜嵴及窝沟点隙的形成：一边加蜡形成三角嵴、斜嵴，一边通过咬合纸检查咬合，去除早接触点，使牙合面有广泛接触，修整其外形。然后再仔细形成牙合面窝沟点隙。

27

全冠类固定修复体制作工艺

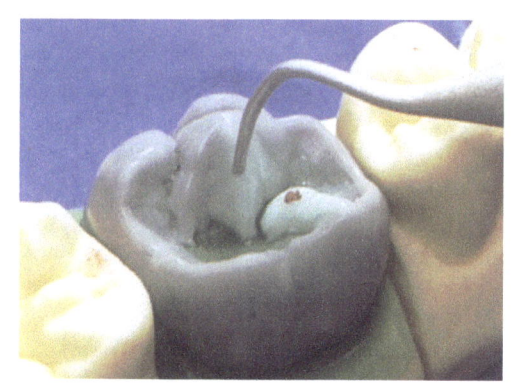

图4-21　逐个形成三角嵴

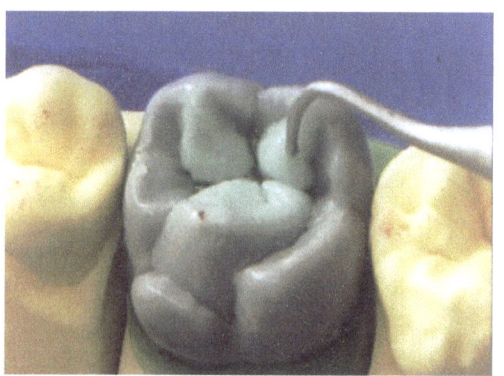

图4-22　调整完善三角嵴外形

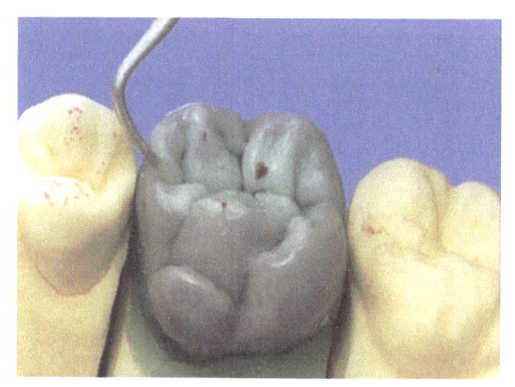

图4-23　调整完善边缘嵴外形

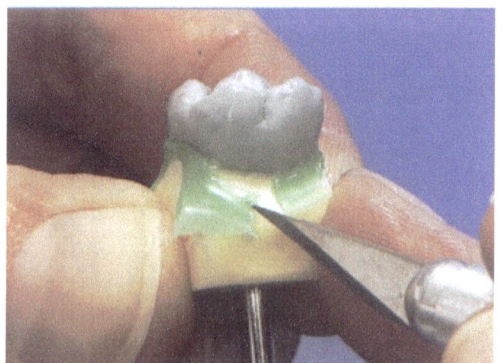

图4-24　切除颈缘多加的软蜡

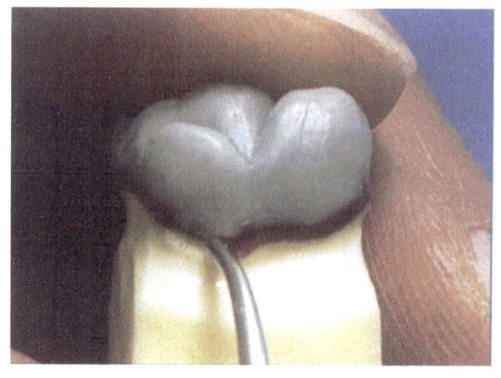

图4-25　烫牢添加的颈部软蜡

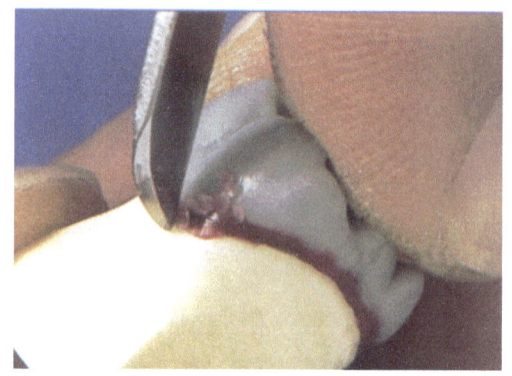

图4-26　修整颈缘软蜡形态01

四 铸造金属全冠蜡型熔模的制作

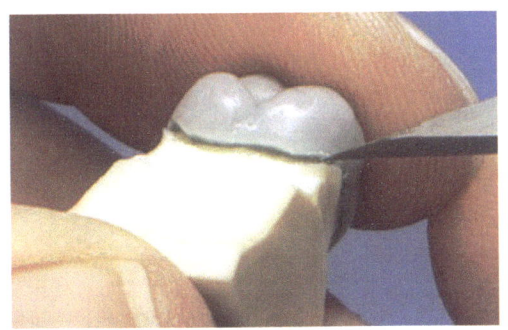

图 4-27 修整颈缘软蜡形态 02

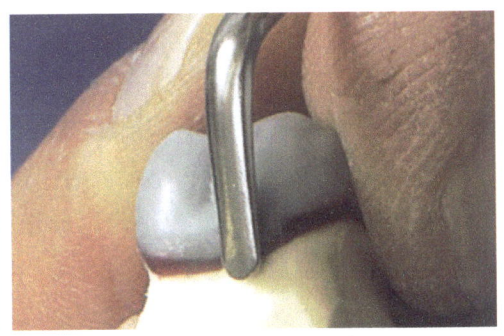

图 4-28 轴面修饰

颈部加蜡时先用蜡刀去除多余的浸蜡,再沿牙冠颈缘将已经形成的蜡切去 1~2 mm,重新加颈缘专用蜡液充满代型颈部,并延长 0.5~1 mm。待蜡冷却后用雕刀修去多余的部分,并修整合适。轴面修饰时最后用丝绸(或尼龙布)缠在拇指上,轻轻用力由牙合方向颈方摩擦,使轴面更加平滑、颈缘更加密贴。

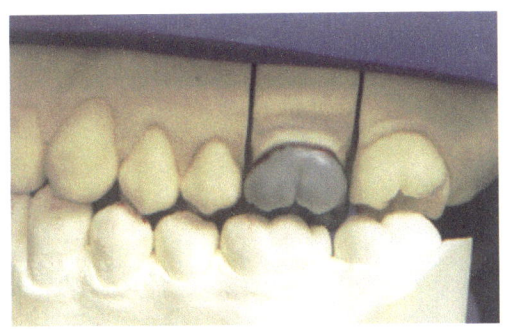

图 4-29 咬合检查

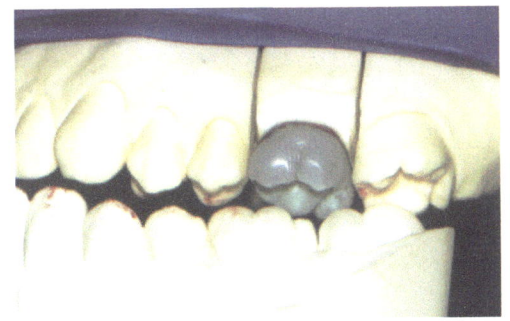

图 4-30 外形检查

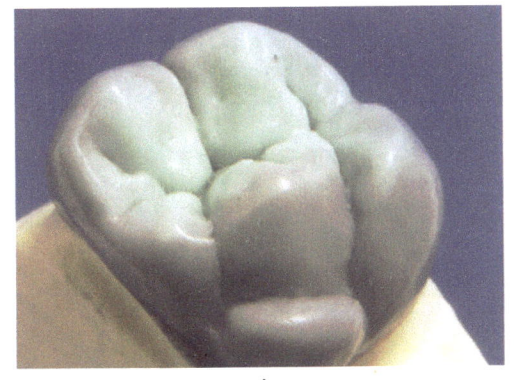

图 4-31 清洁牙面 01

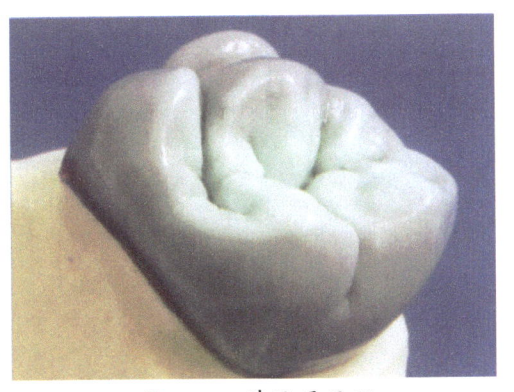

图 4-32 清洁牙面 02

操作完毕待蜡型冷却、固形后，用手轻轻将蜡型从代型上取下，检查蜡型的完整性、密合性，确认蜡型合适后，再将蜡型回复到代型上。最后可用小棉球蘸水加热后，轻轻擦拭蜡型牙合面、轴面、邻面，使其表面光洁、平滑一致。至此完成蜡型的制作。

【注意事项】

1. 临床实际应用为了保证蜡型的质量，必须采用铸造专用蜡。

2. 要注意合理选择加蜡的器械和蜡加热的方法，浸蜡、滴蜡雕刻的手法和顺序及要求。

3. 雕刻完成的蜡型一定要与预备牙冠密贴、光滑无缺陷。要求蜡型能够恢复患牙正确的解剖外形、良好的邻接关系及咬合关系、正确的邻间隙及颊、舌、外展隙。

四 铸造金属全冠蜡型熔模的制作

目标巩固

1 铸造金属全冠熔模制作时,为保证熔模颈缘的适合性,需去除颈缘四周（　　）左右的蜡,用颈部专用蜡重建并修整边缘。

A. 0.2 mm

B. 0.5 mm

C. 1.0 mm

D. 1.2 mm

E. 1.5 mm

2 铸造金属全冠熔模制作时,需要在代型表面涂布一层间隙涂料,对该操作的目的和要求描述错误的是

A. 为补偿铸造金属的冷却收缩

B. 可保证修复体较顺利就位

C. 涂布前需摇匀涂料瓶

D. 涂布需光滑、完整、均匀

E. 涂布时无方向顺序要求

3 铸造金属全冠熔模制作时,后牙熔模制作按步骤操作,以下哪项有误

A. 确定牙尖的位置和高度,滴蜡形成牙合面边缘嵴

B. 邻面加蜡,形成正确的外展隙

C. 颊舌面加蜡,形成恰当的突度

D. 咬合关系调整,完成牙合面外形

E. 表面修饰,提高光滑度

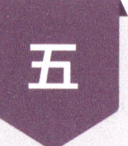

五　铸造金属全冠熔模的包埋、铸造和打磨

学习目标

1. 明确铸造金属全冠熔膜的包埋、铸造和打磨的流程。
2. 掌握铸造金属全冠熔膜的包埋、铸造和打磨的方法。
3. 熟悉铸造金属全冠熔膜的包埋、铸造和打磨的注意事项。

学习过程

以工作流程、工作步骤配文字说明的形式展示。

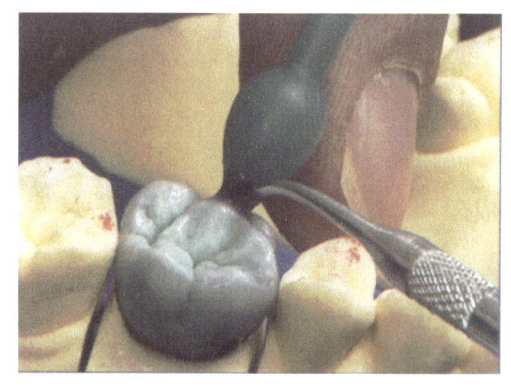

图 5-01　安插修整铸道

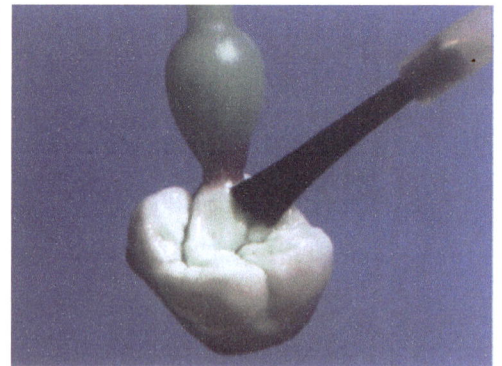

图 5-02　清洁铸道及牙面

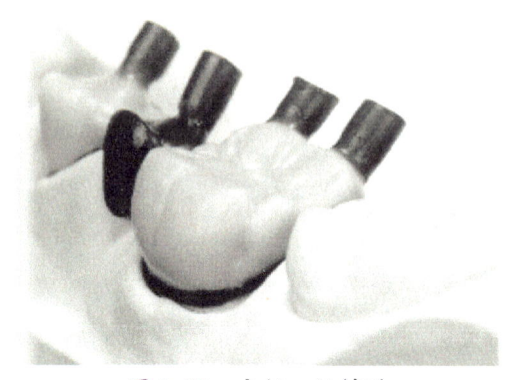

图 5-03　安插一级铸道

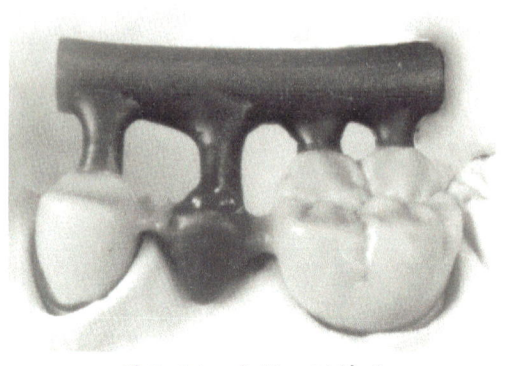

图 5-04　安插二级铸道

五　铸造金属全冠熔模的包埋、铸造和打磨

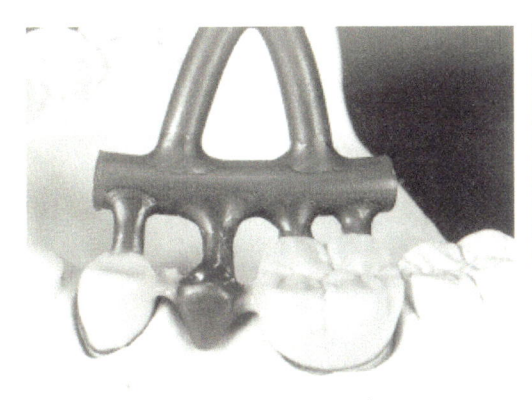

图 5-05　安插三级铸道

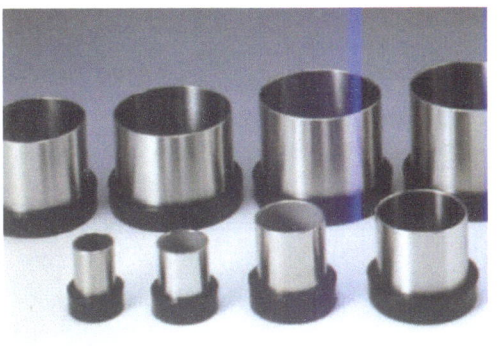

图 5-06　金属铸圈

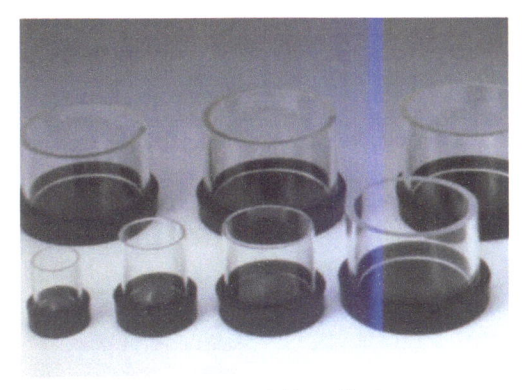

图 5-07　硅橡胶铸圈

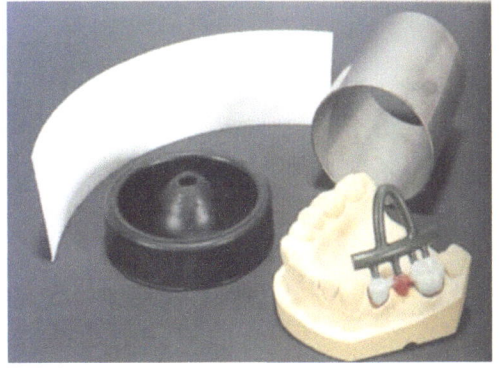

图 5-08　铸圈、铸件准备 01

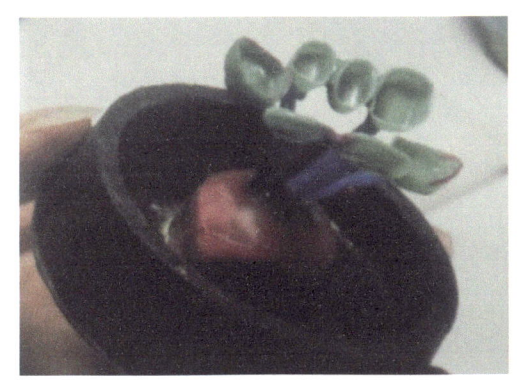

图 5-09　铸圈、铸件准备 02

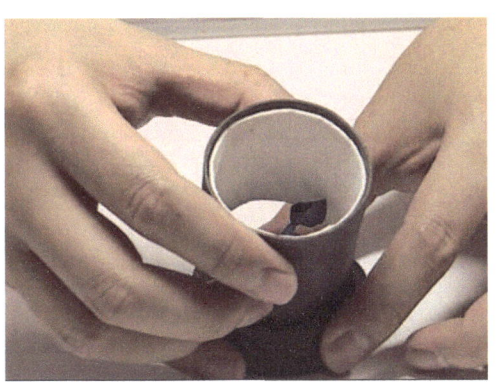

图 5-10　铸圈、铸件准备 03

33

全冠类固定修复体制作工艺

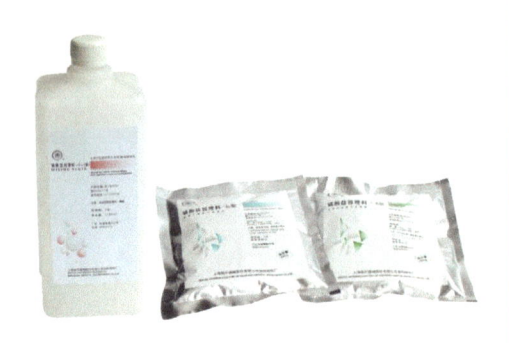

图 5-11　包埋材料准备

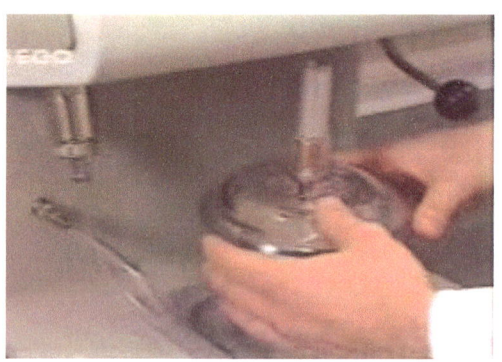

图 5-12　包埋材料的调拌

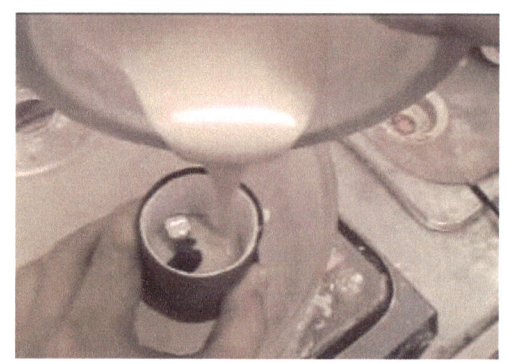

图 5-13　包埋熔模

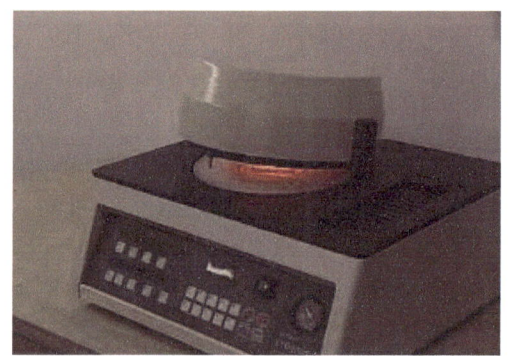

图 5-14　烘烤

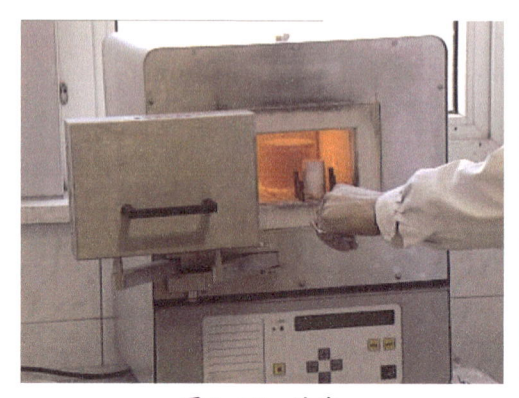

图 5-15　焙烧

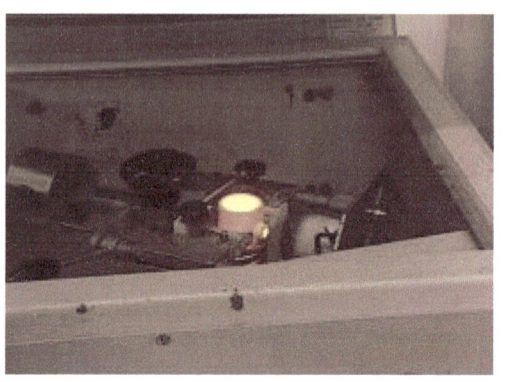

图 5-16　离心铸造

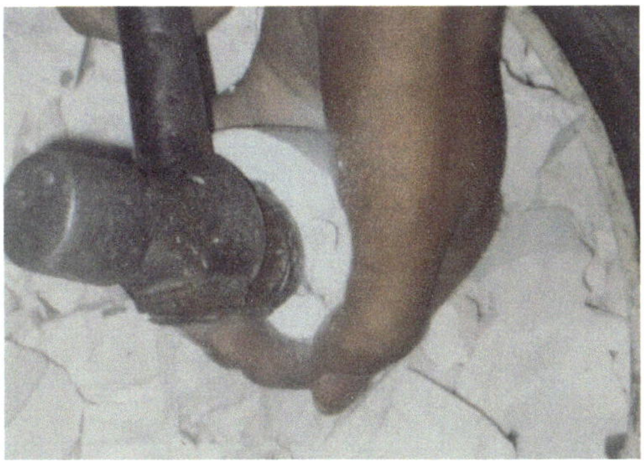

五　铸造金属全冠熔模的包埋、铸造和打磨

图 5-17　锤去大块包埋材料

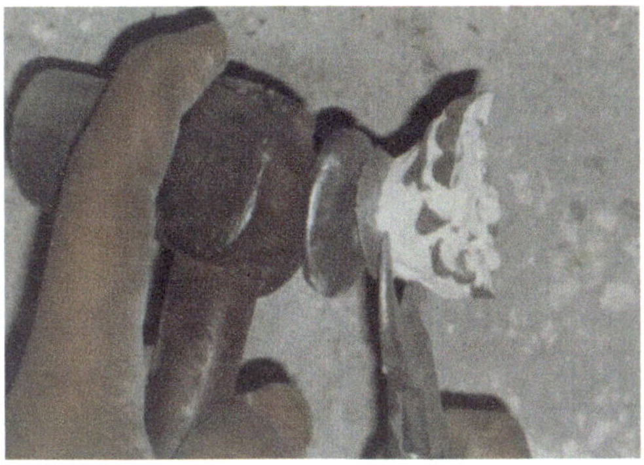

图 5-18　剪去小块包埋材料

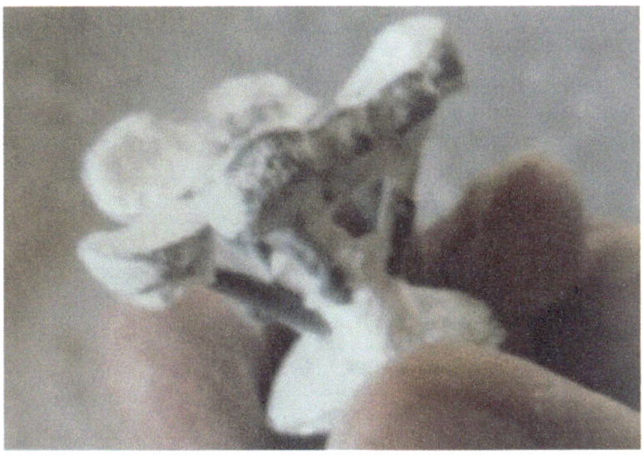

图 5-19　剩余部分包埋材料的铸件

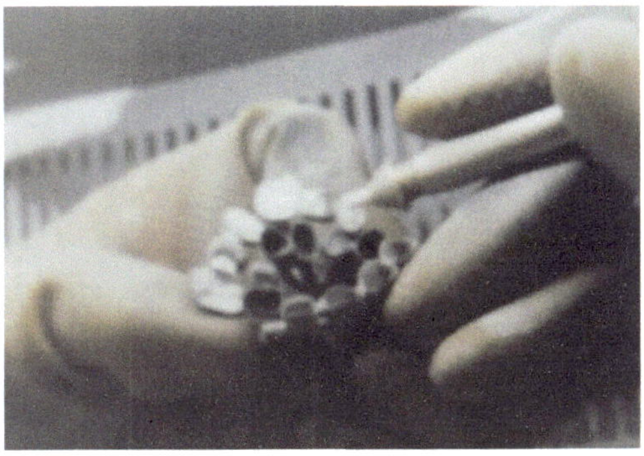

图 5-20　喷砂清理剩余包埋材料 01

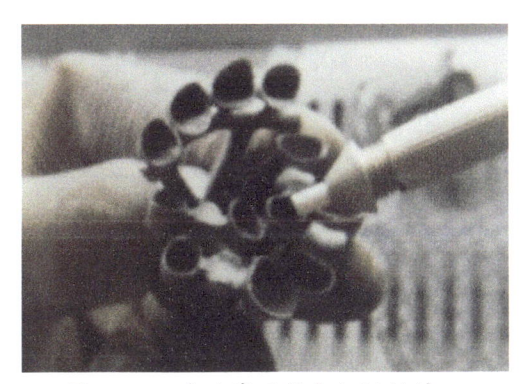

图 5-21　喷砂清理剩余包埋材料 02

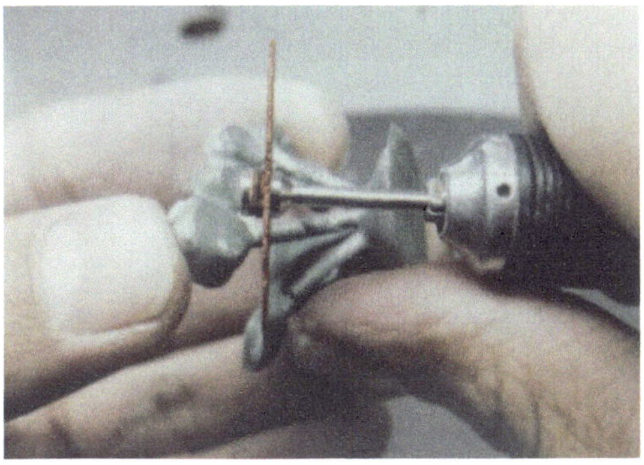

图 5-22　切割铸道

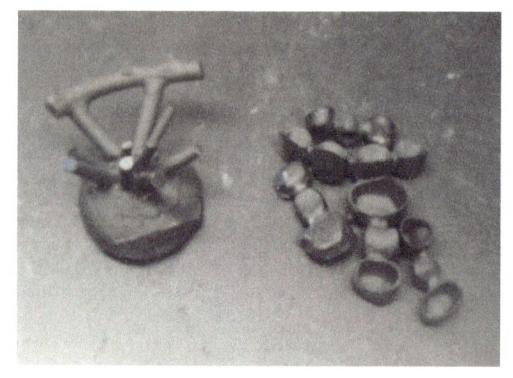

图 5-23　完成切割铸道

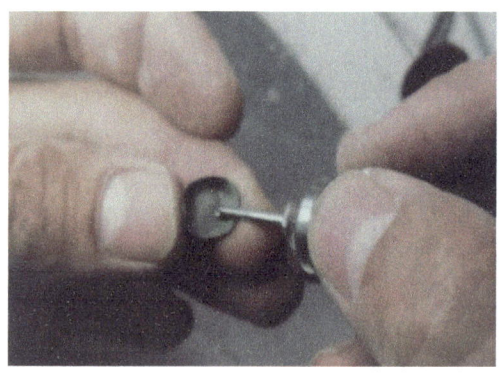

图 5-24　粗磨 01

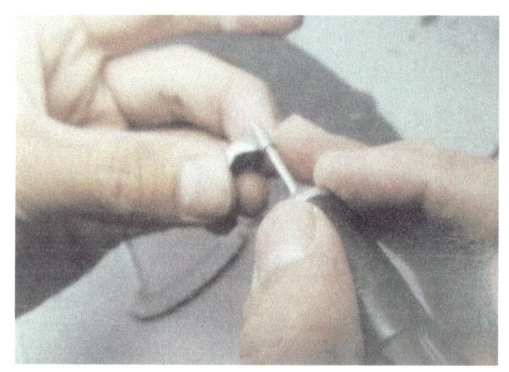

图 5-25　粗磨 02

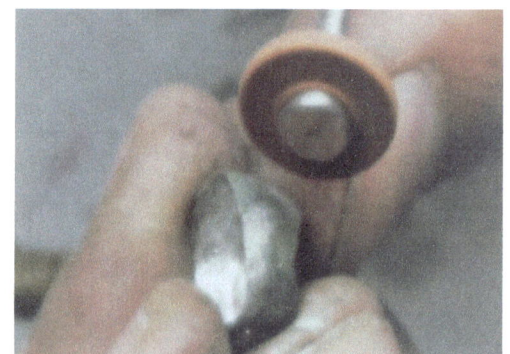

图 5-26　粗磨 03

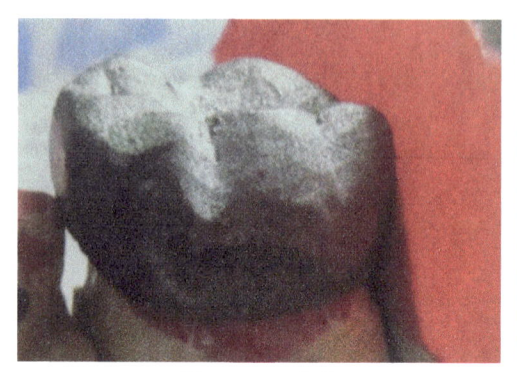

图 5-27　试戴

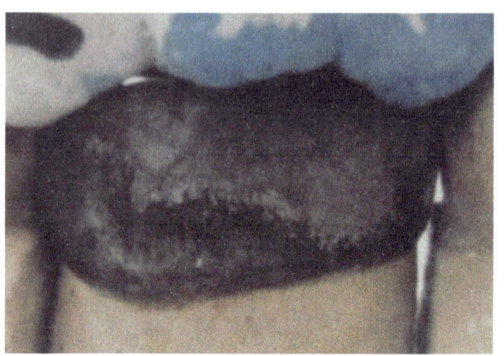

图 5-28　咬合检查

五 铸造金属全冠熔模的包埋、铸造和打磨

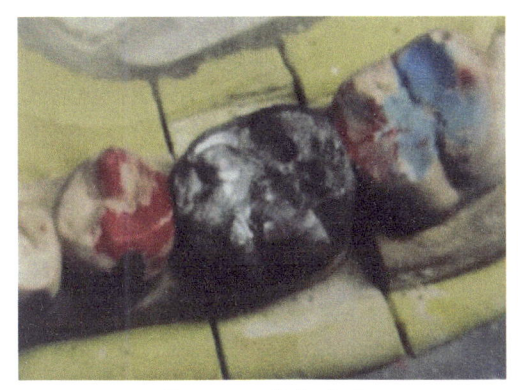

图 5-29 高点磨除

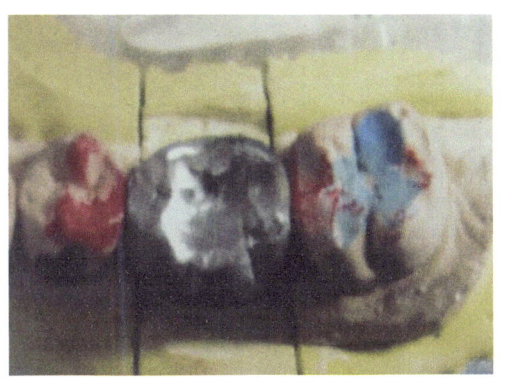

图 5-30 咬合面粗磨

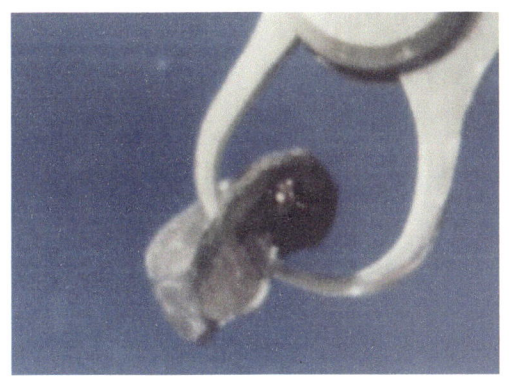

图 5-31 咬合面厚度检查

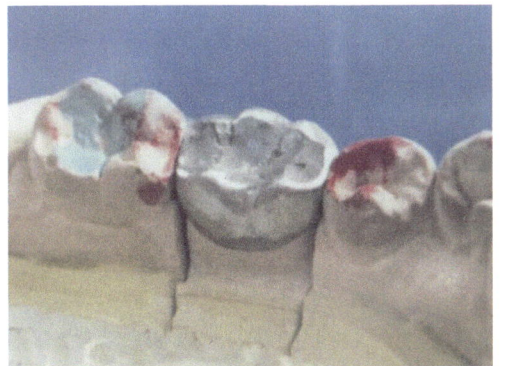

图 5-32 剩余部分粗磨完成

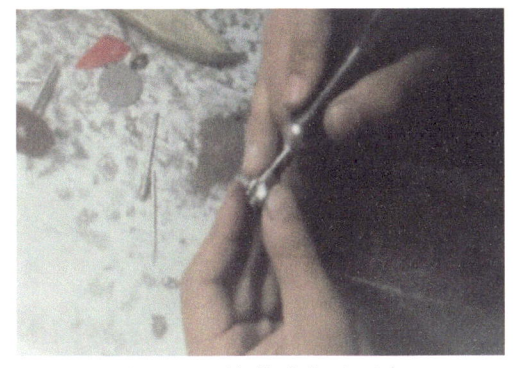

图 5-33 修整咬合面形态

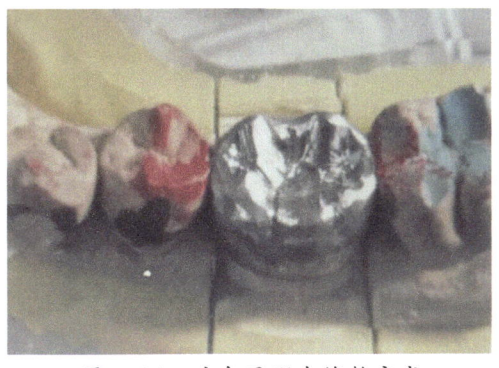

图 5-34 咬合面形态修整完成

全冠类固定修复体制作工艺 ▶▶▶

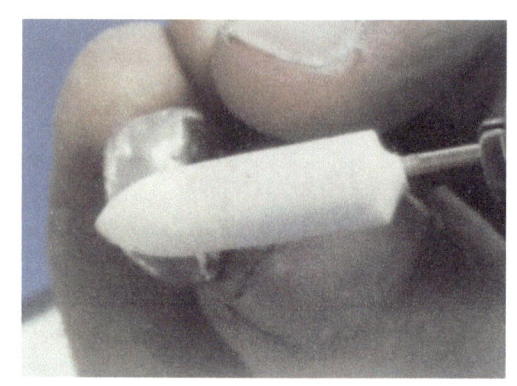

图 5-35　细磨

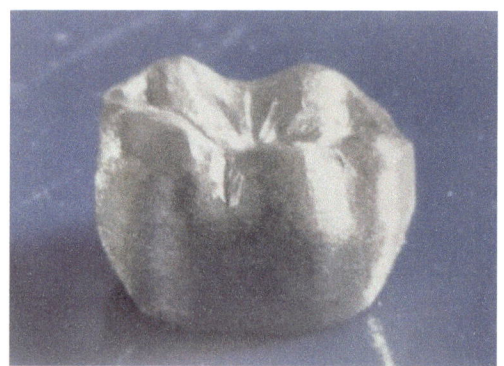

图 5-36　细磨完成

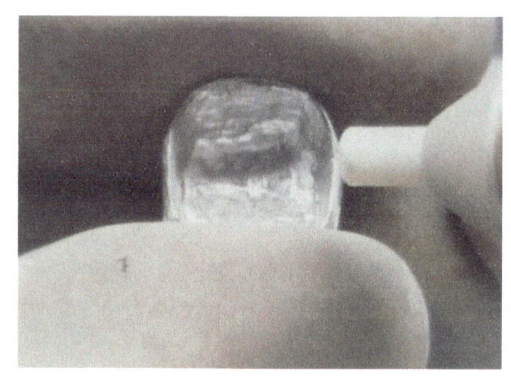

图 5-37　喷砂 01

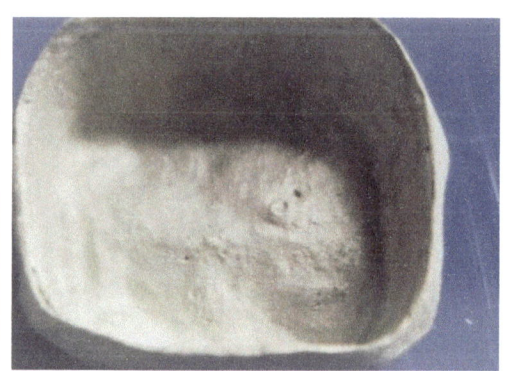

图 5-38　喷砂 02

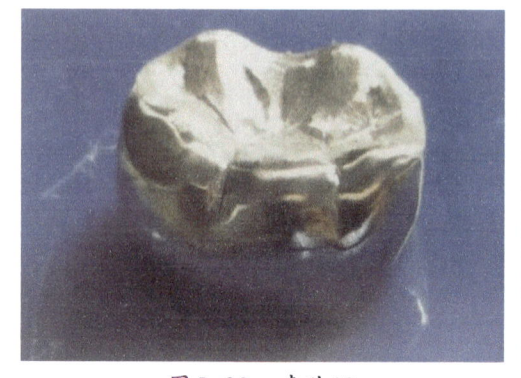

图 5-39　喷砂 03

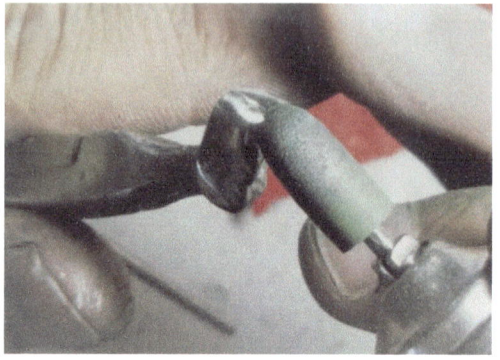

图 5-40　抛光 01

五 铸造金属全冠熔模的包埋、铸造和打磨

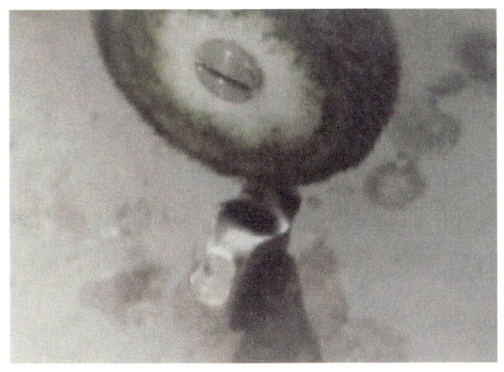

图 5-41 抛光 02

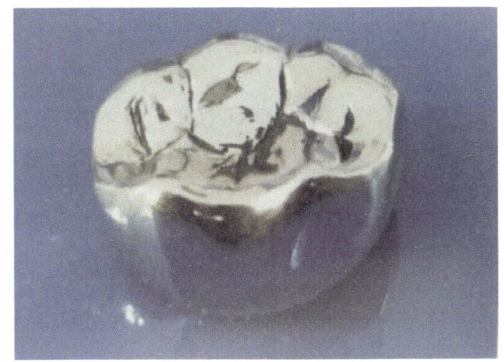

图 5-42 抛光完成

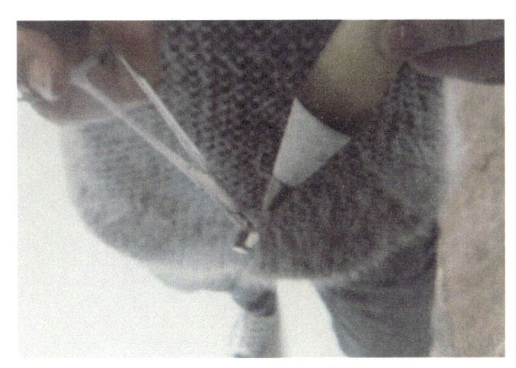

图 5-43 蒸汽清洗

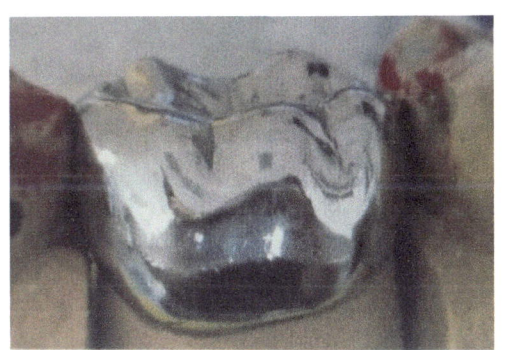

图 5-44 清洗完成

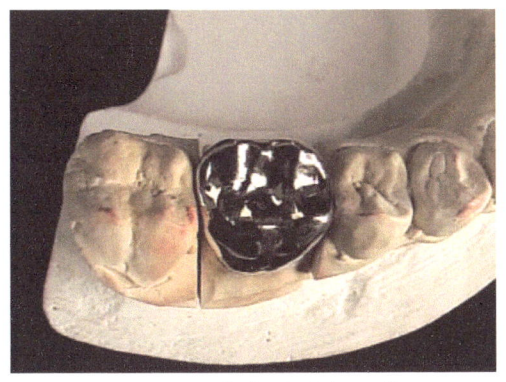

图 5-45 完成后形态观察

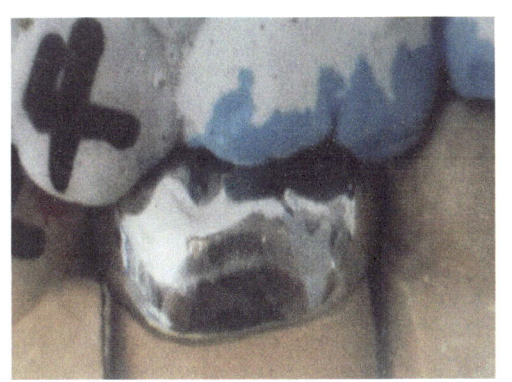

图 5-46 完成后咬合观察

目标巩固

1 熔模包埋前需要清洗，有关该操作的目的和方法以下描述错误的是

A. 去除熔模表面污物，提高铸型内表面的光洁度

B. 对熔模进行脱脂，增加熔模表面湿润度，减小其表面张力

C. 提高包埋料对熔模的吸附力和涂挂性

D. 用毛笔蘸取肥皂水清洗熔模表面，同时擦洗铸道

E. 最后用气枪吹干水分

2 铸造金属全冠熔模包埋后需要进行烘烤，对该操作的方法和注意事项描述有误的是

A. 烘烤是为包埋材料的热膨胀做好前期准备

B. 包埋材料硬固并冷却后，去除成形座，将铸圈置于烤箱中

C. 缓慢升温至350℃，此过程不应小于1小时，继续维持30分钟

D. 然后在1小时内缓慢升温至400℃，继续升温进入焙烧阶段

E. 升温过快，铸圈内水分蒸发过快，会造成包埋材料爆裂

3 铸造金属全冠熔模制作进入焙烧阶段时，以下注意事项中哪项有误

A. 焙烧升温不能过快

B. 不能在升温达到预定温度时停留过久

C. 温度降低后需重新升温到预定温度才能铸造

D. 铸型需放置于烤箱的内侧而非烤箱门附近

E. 为保持温度，应尽量减少开门次数

六 烤瓷熔附金属全冠的制作

学习目标

1. 明确烤瓷熔附金属全冠的制作流程。
2. 掌握烤瓷熔附金属全冠的制作方法。
3. 熟悉制作烤瓷熔附金属全冠的注意事项。

学习过程

以工作流程、工作步骤配文字说明的形式展示。

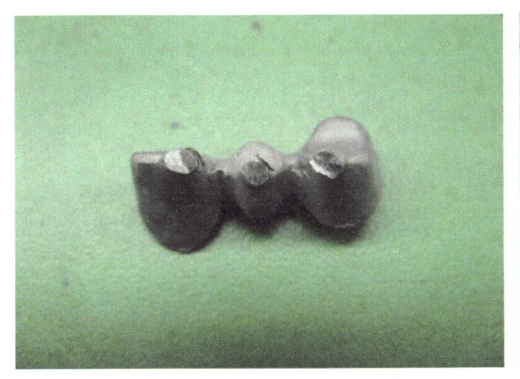

图 6-01　金属基底冠铸造完成

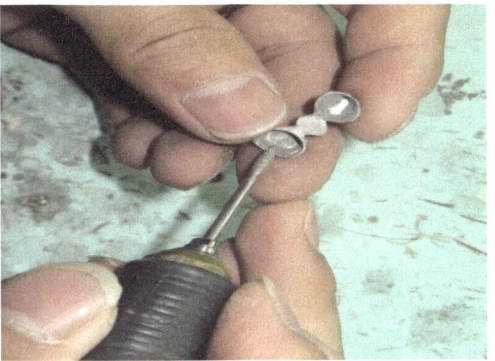

图 6-02　金属基底冠打磨

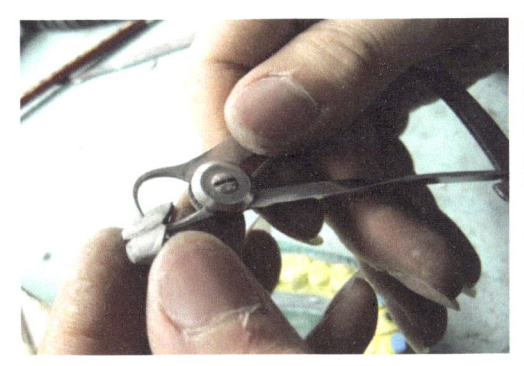

图 6-03　测量厚度

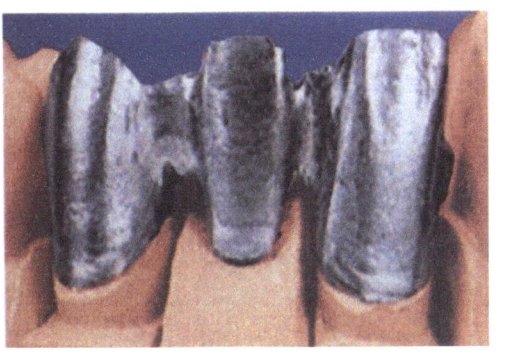

图 6-04　金属基底冠试戴

41

全冠类固定修复体制作工艺

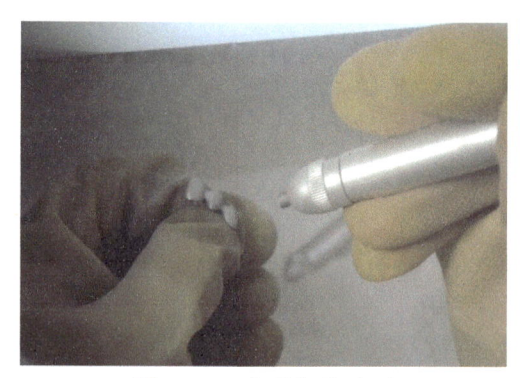

图 6-05　表面粗化处理

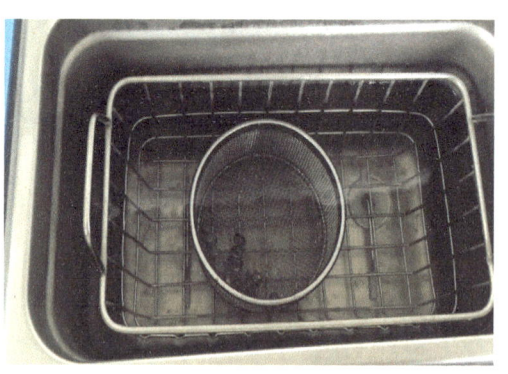

图 6-06　清洗后放入无水酒精杯中

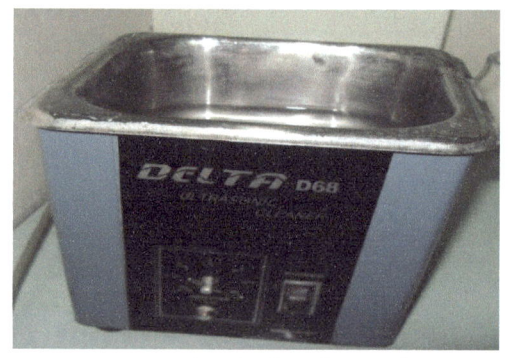

图 6-07　启动超声波清洗机清洗

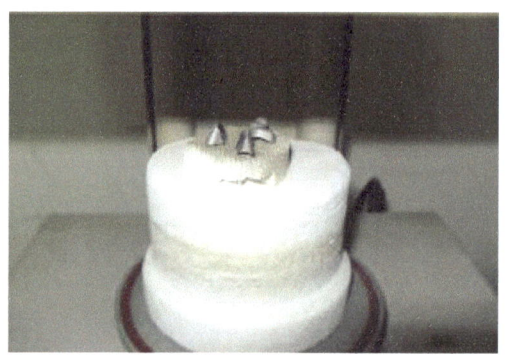

图 6-08　在耐火盘上充分干燥

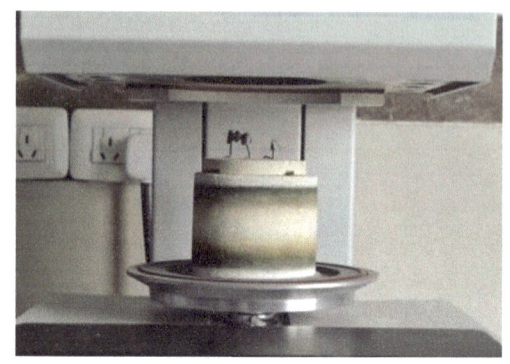

图 6-09　预氧化

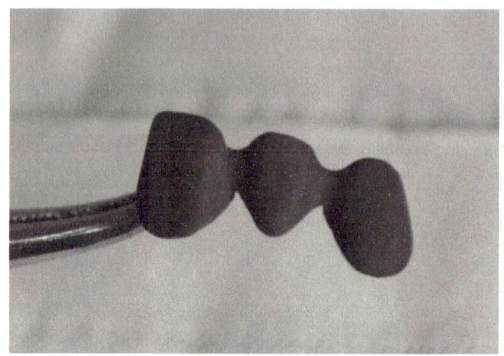

图 6-10　预氧化后外观

六　烤瓷熔附金属全冠的制作

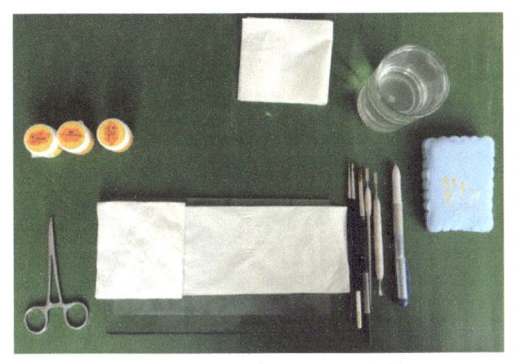

图 6-11　上瓷工具和材料

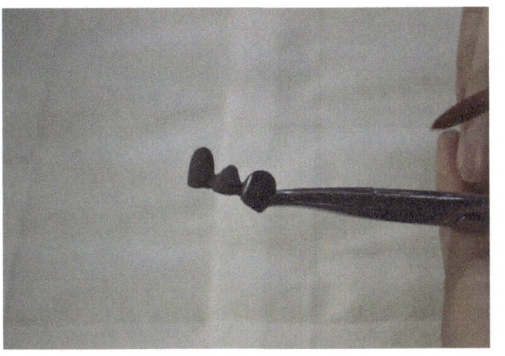

图 6-12　基底冠表面的润湿

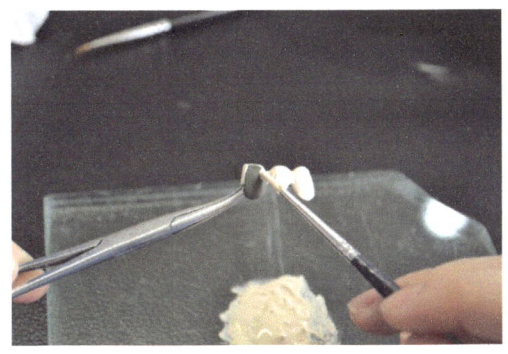

图 6-13　第一次涂布遮色瓷

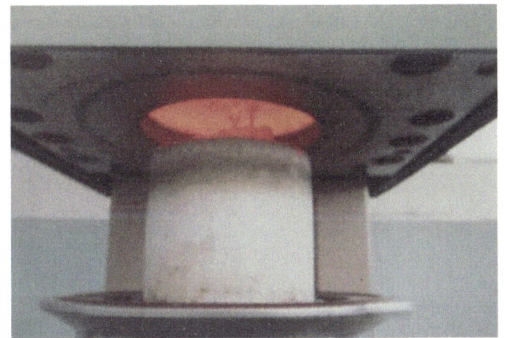

图 6-14　进烤瓷炉烧结

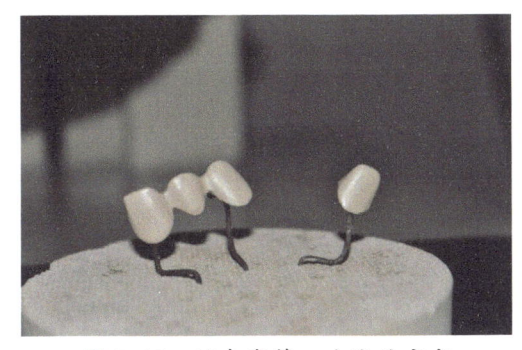

图 6-15　遮色瓷第一次烧结完成

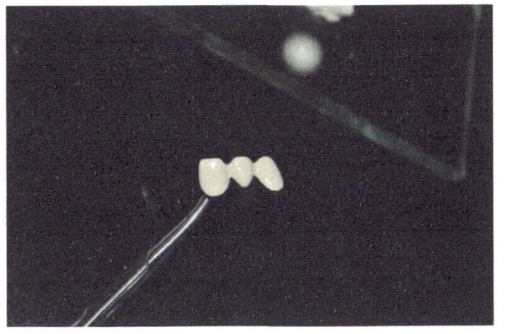

图 6-16　第二次涂布遮色瓷完成

全冠类固定修复体制作工艺

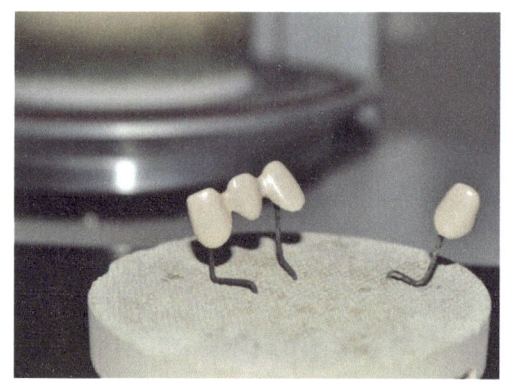

图6-17 遮色瓷第二次烧结完成

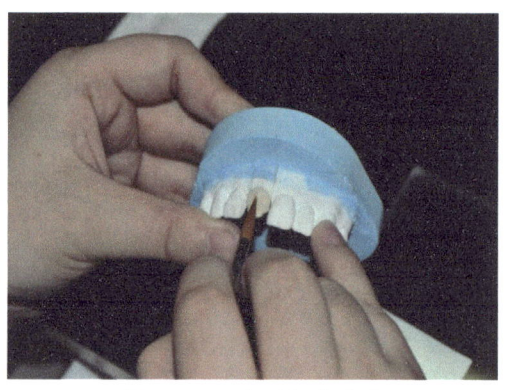

图6-18 牙颈部瓷涂塑

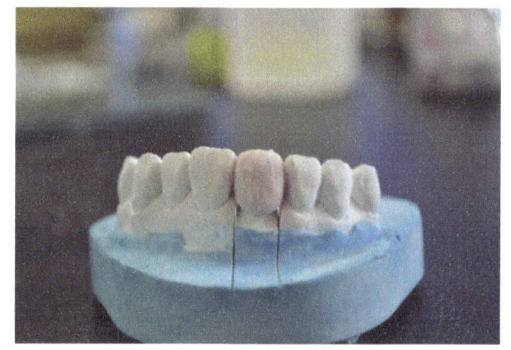

图6-19 牙本质瓷筑塑完成

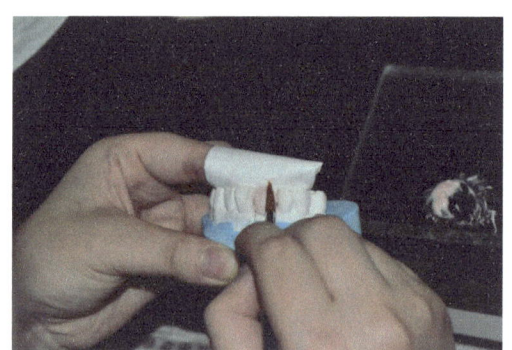

图6-20 用面巾纸吸去水分

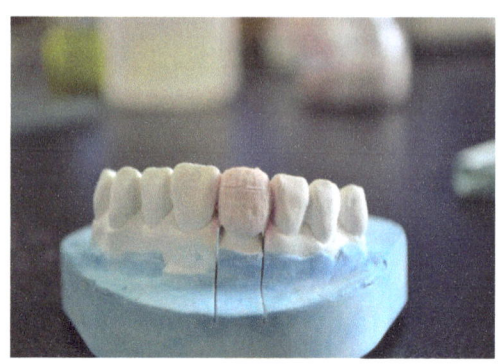

图6-21 唇面回切线

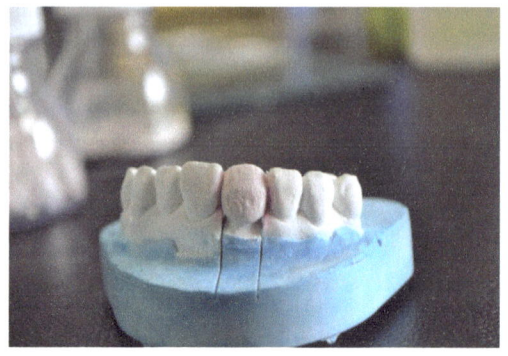

图6-22 唇面切1/3回切完成

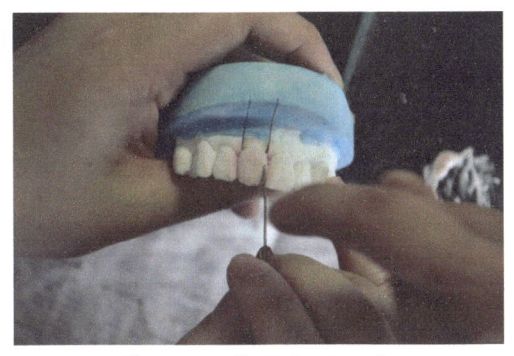

图 6-23　唇面中 1/3 回切 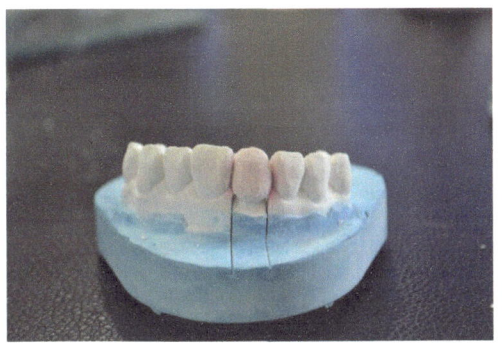　　　　　　　图 6-24　邻面切削完成

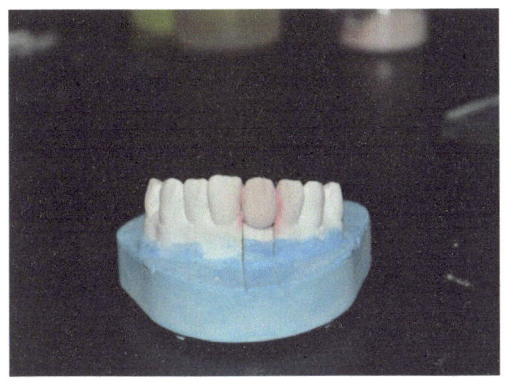

图 6-25　牙本质瓷表面形成 V 形沟 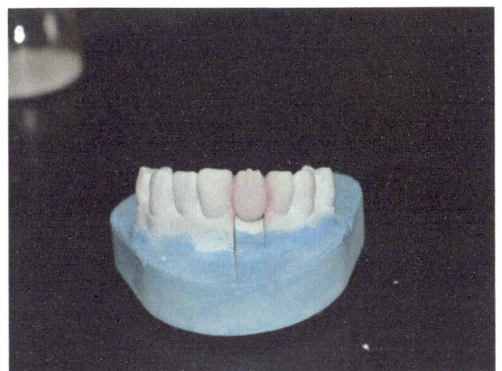　　　图 6-26　牙本质瓷切端形成指状沟

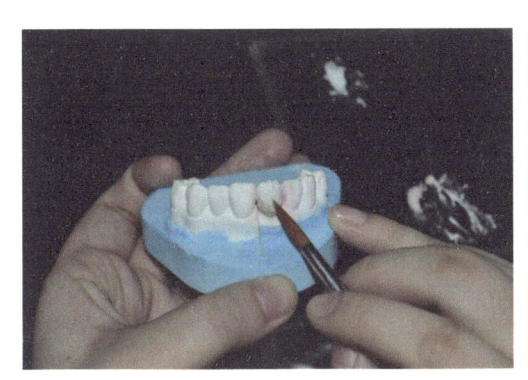

图 6-27　牙釉质瓷筑塑 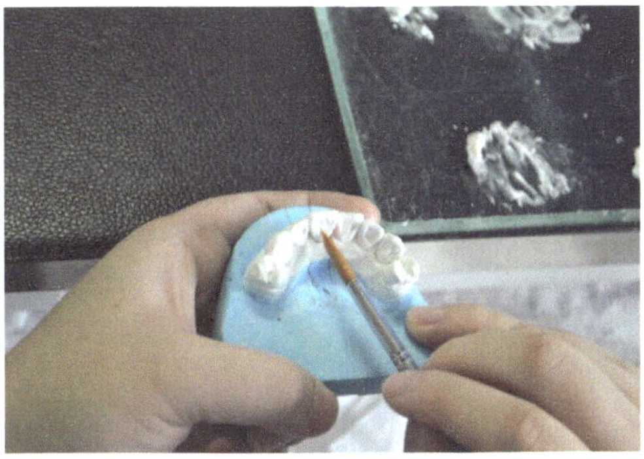　　　　　　　　图 6-28　舌侧透明瓷筑塑

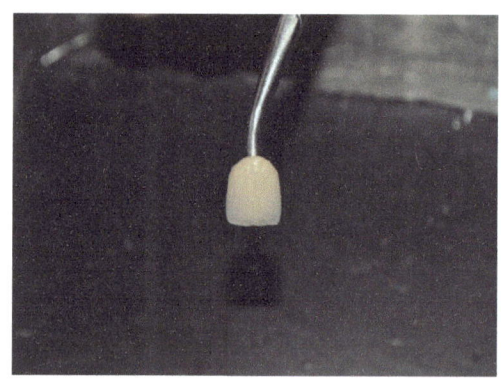

图 6-29　透明瓷烧结完成唇面观

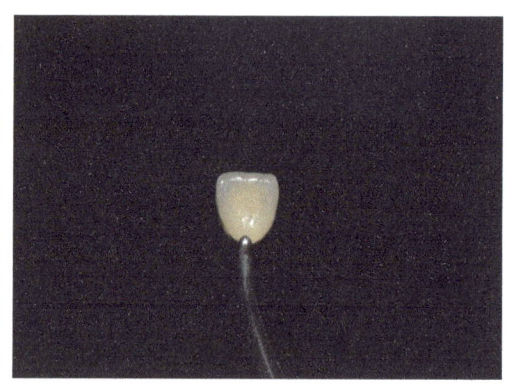

图 6-30　透明瓷烧结完成舌面观

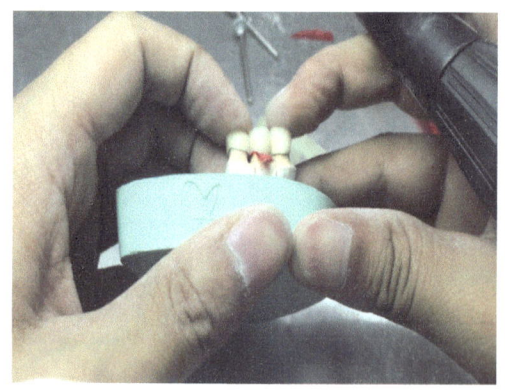

图 6-31　修复体在代型上就位

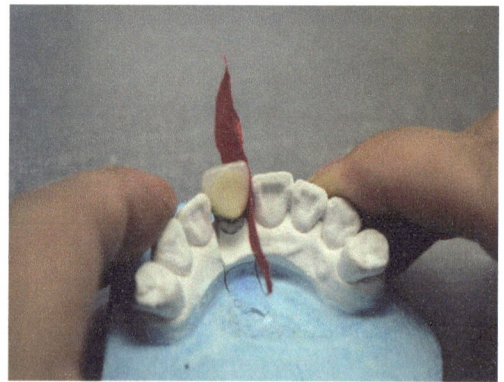

图 6-32　检查修复体邻面接触关系

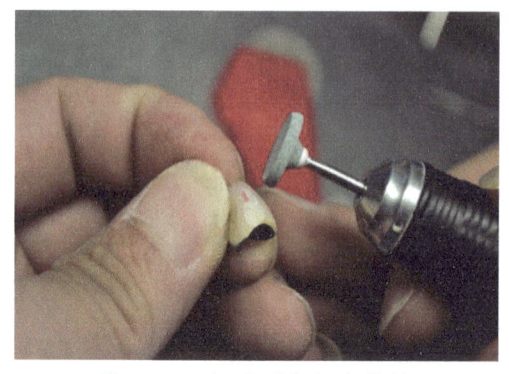

图 6-33　邻面形态打磨修整

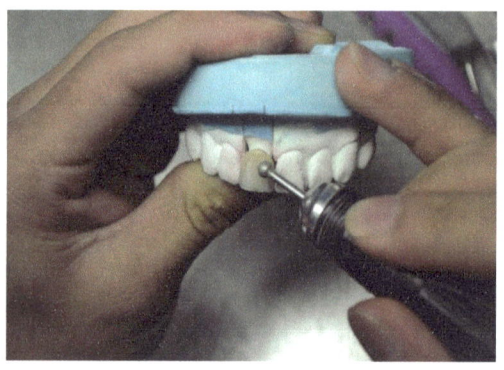

图 6-34　唇面形态打磨修整

六 烤瓷熔附金属全冠的制作

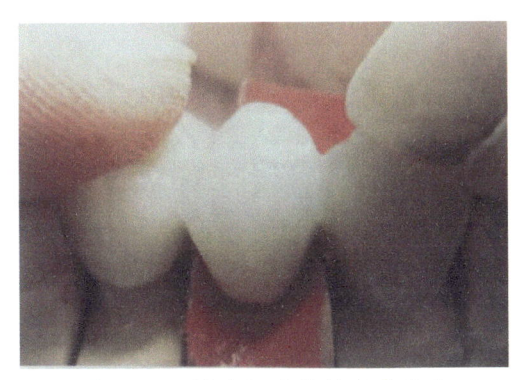

图 6-35 桥体龈端接触关系检查

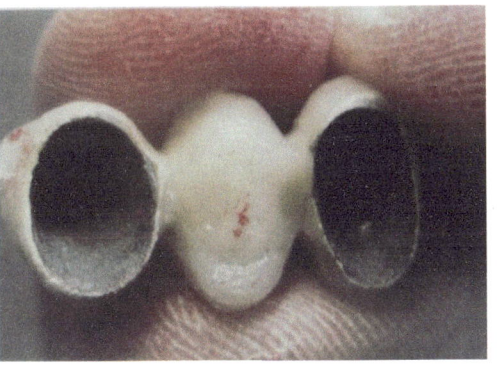

图 6-36 桥体龈端接触高点

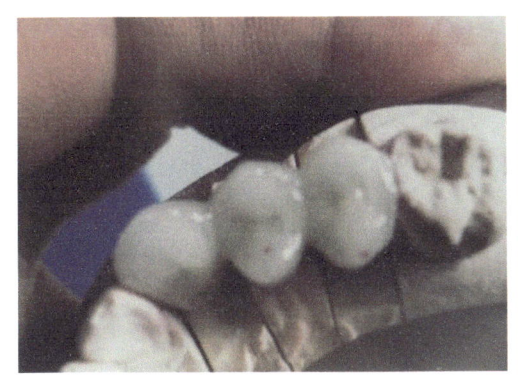

图 6-37 咬合面高点

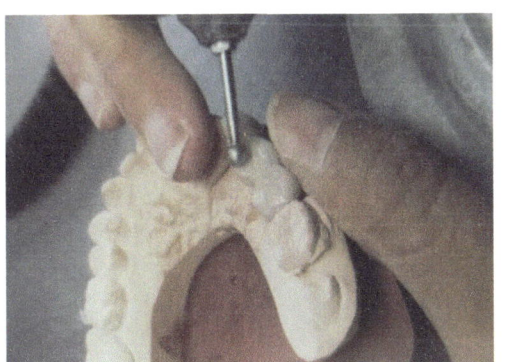

图 6-38 磨除高点

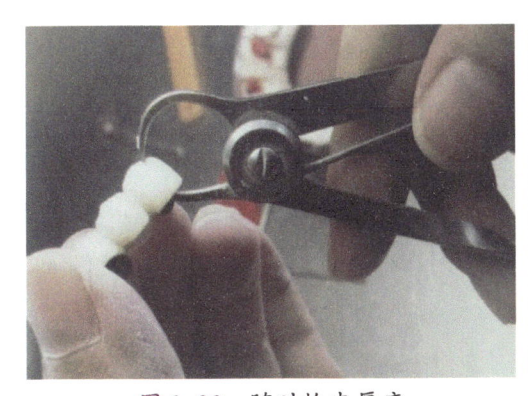

图 6-39 随时检查厚度

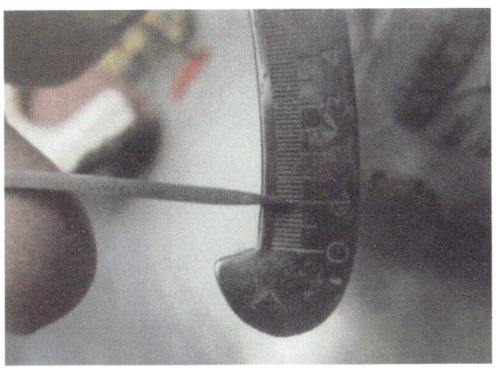

图 6-40 大于最小厚度

47

全冠类固定修复体制作工艺

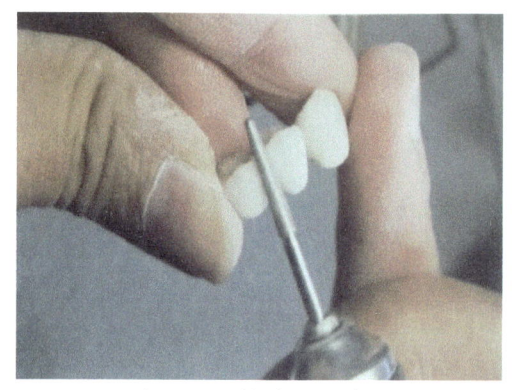

图 6-41　精修牙体外形

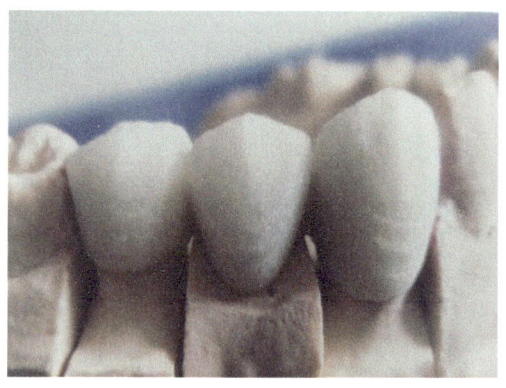

图 6-42　各面精修完成

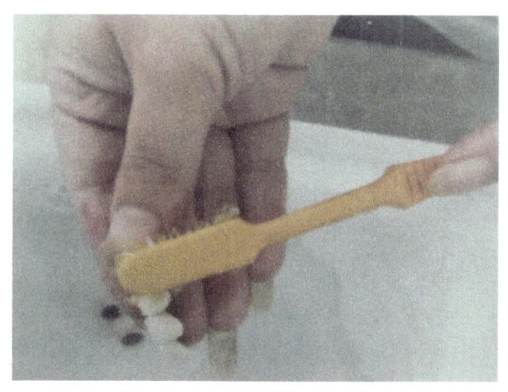

图 6-43　洗洁精和水清洗

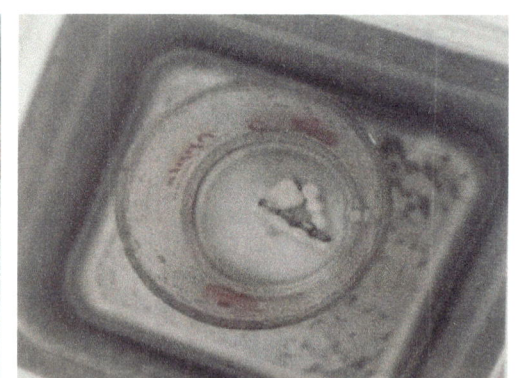

图 6-44　超声波清洗机中清洗

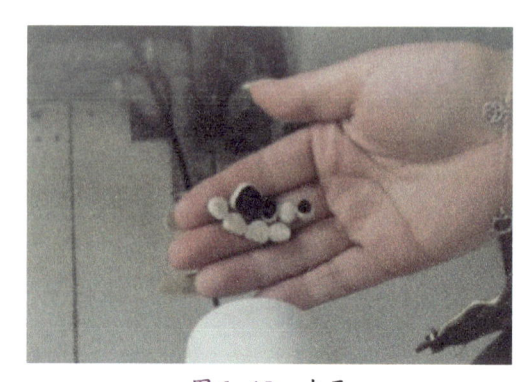

图 6-45　吹干

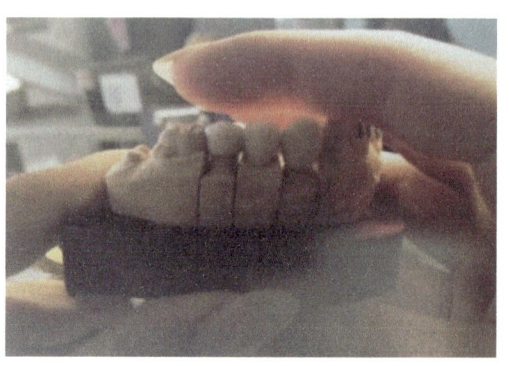

图 6-46　上釉前检查

六　烤瓷熔附金属全冠的制作

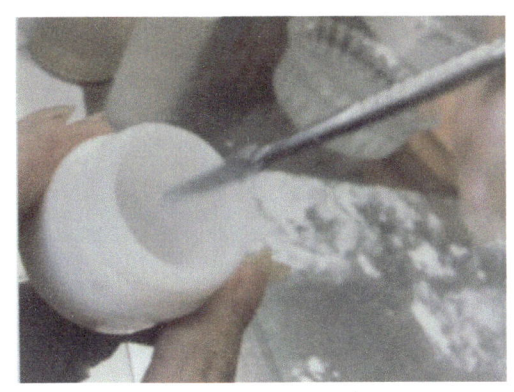

图6-47　调拌釉瓷

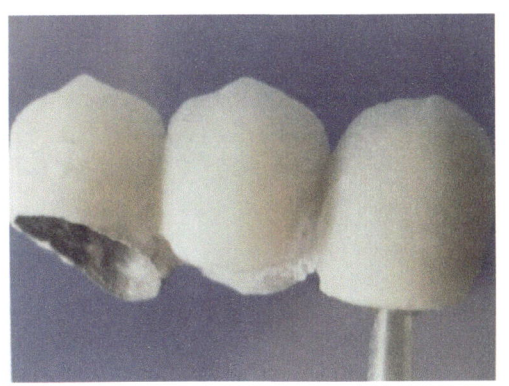

图6-48　上釉前外观

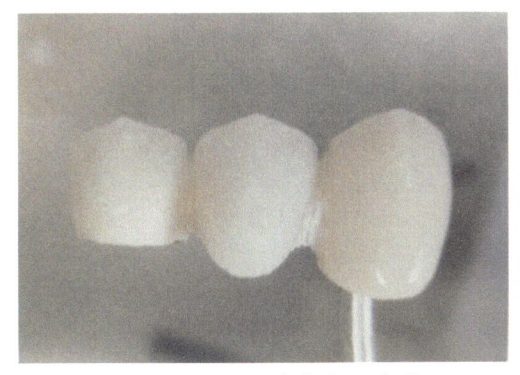

图6-49　用毛笔涂布釉瓷浆

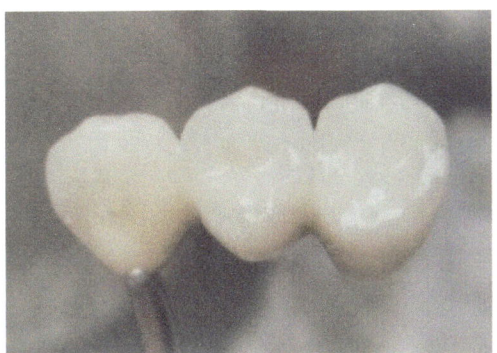

图6-50　釉瓷浆涂布完成

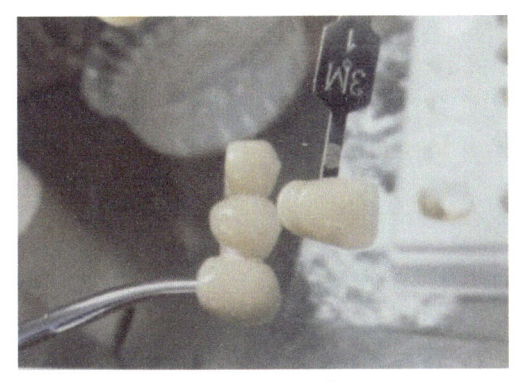

图6-51　比色

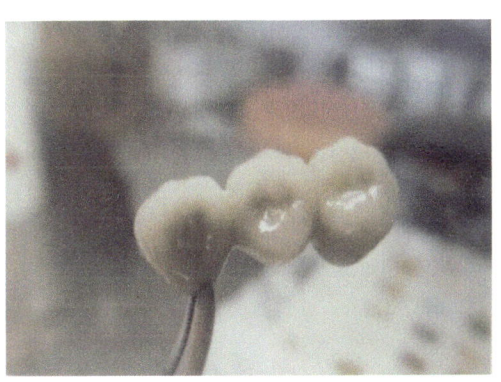

图6-52　染色前

49

全冠类固定修复体制作工艺 ▶▶▶

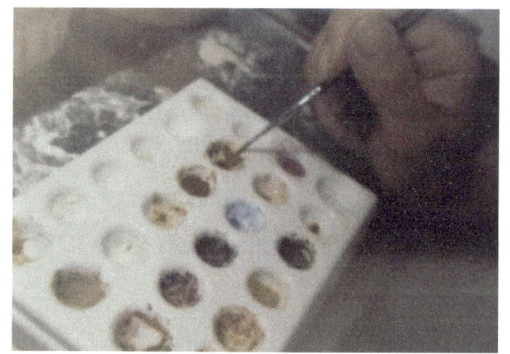

图 6-53　颜料盘

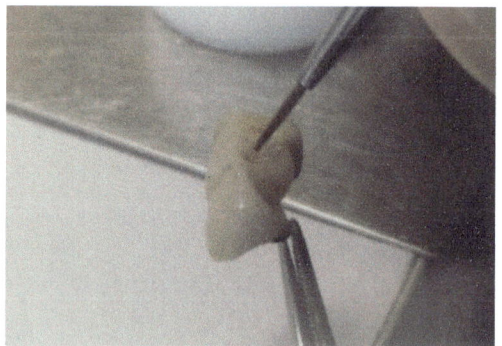

图 6-54　染色

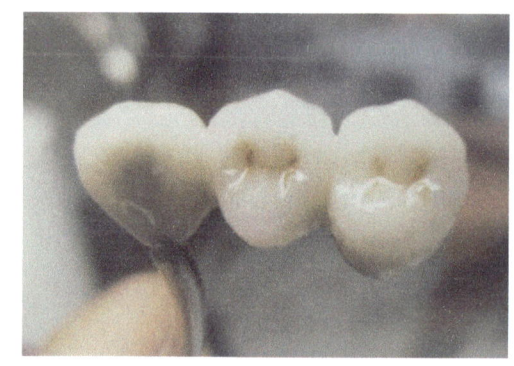

图 6-55　染色完成

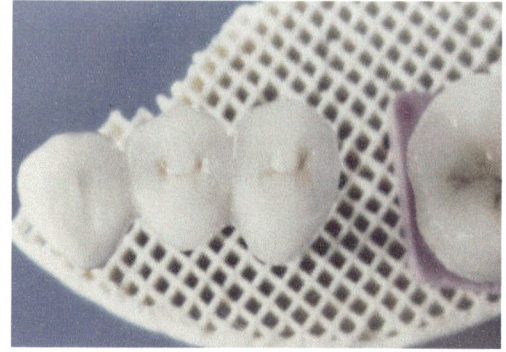

图 6-56　烧结完成

六 烤瓷熔附金属全冠的制作

目标巩固

1 烤瓷熔附金属全冠对其金属基底冠的要求中,以下哪项有误

A. 金属基底表面要形成光滑曲面,不能有锐角、锐边

B. 保证瓷层有足够的空间,实现瓷层的厚度均匀一致

C. 金、瓷交界处应保证金属具有合适的支撑面积,保证此处瓷的强度

D. 金、瓷交界处要避开唇颊侧

E. 金属基底应保持一定厚度,以便能承受一定的咬合力

2 烤瓷熔附金属全冠在其金属基底冠上瓷前的处理中,以下哪项有误

A. 先用100~200目的氧化铝进行喷砂处理

B. 喷砂时要距离1 mm,以钝角方向,边转动边喷砂

C. 清洗干燥后不允许再用手触摸

D. 预氧化需要形成0.2~2 mm厚的氧化层

E. 在空气中预氧化一般需要5分钟

3 烤瓷熔附金属全冠瓷筑塑过程中对吸水操作的要求中,以下哪项有误

A. 水分的流动会导致不透明瓷或颜料中的微粒在瓷泥中流动,影响色调

B. 吸水操作不当,会增加烤瓷的透明度,烧成后会较暗

C. 吸水用力过猛,会使得瓷移位变形

D. 水分应尽量吸干,保持瓷层的干燥

E. 热风技术可以缩短操作时间,减缓水分流动

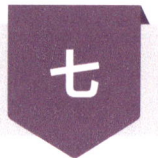

七 CAD/CAM技术条件下内冠设计

学习目标

1. 明确CAD/CAM技术条件下内冠设计的流程。
2. 掌握CAD/CAM技术条件下内冠设计的方法。
3. 熟悉CAD/CAM技术条件下内冠设计的注意事项。

学习过程

以工作流程、工作步骤配文字说明的形式展示。

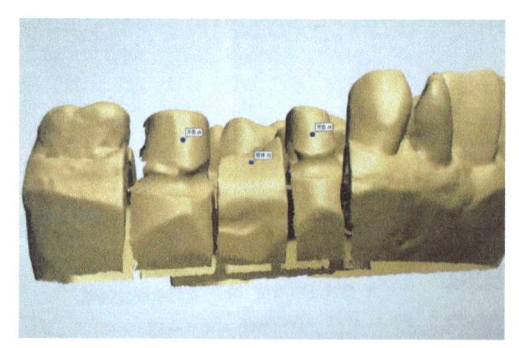

图7-01 导入扫描数据

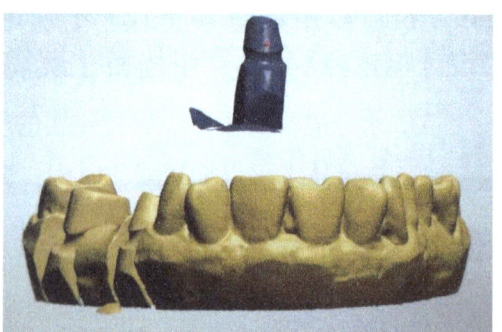

图7-02 代型扫描数据配准01

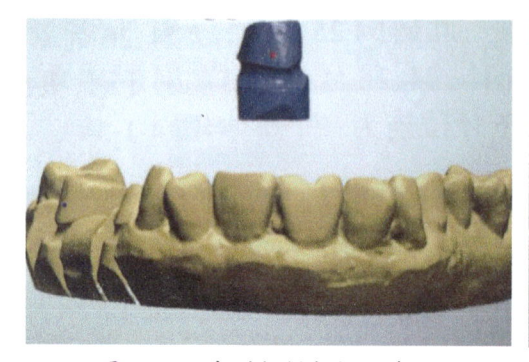

图7-03 代型扫描数据配准02

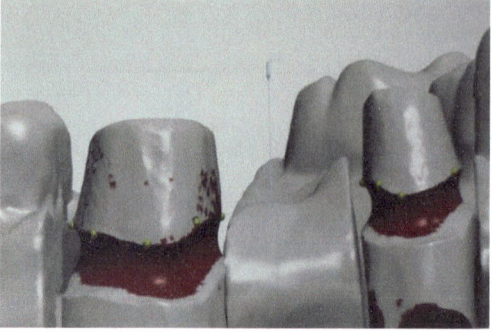

图7-04 确定边缘及共同就位道

七　CAD\CAM技术条件下内冠设计

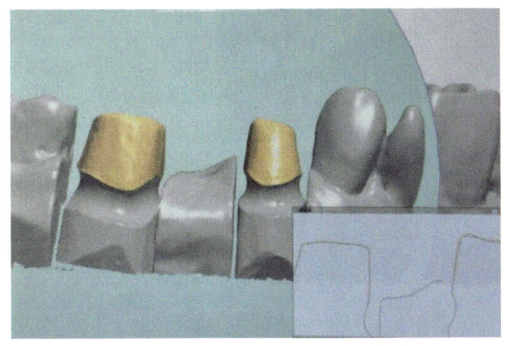

图7-05　分别设置间隙厚度

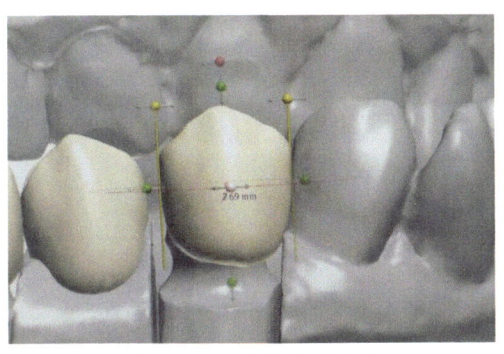

图7-06　调整牙冠形态

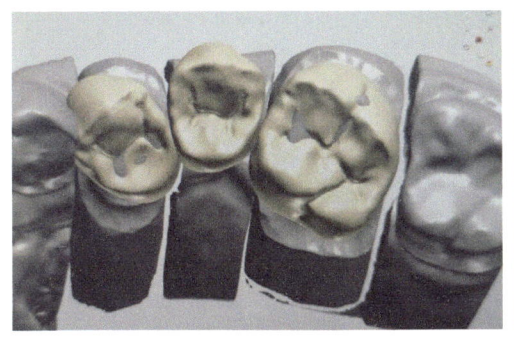

图7-07　调整修复体外形

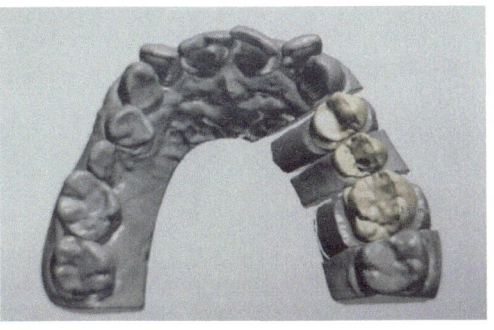

图7-08　形成良好外形及接触关系

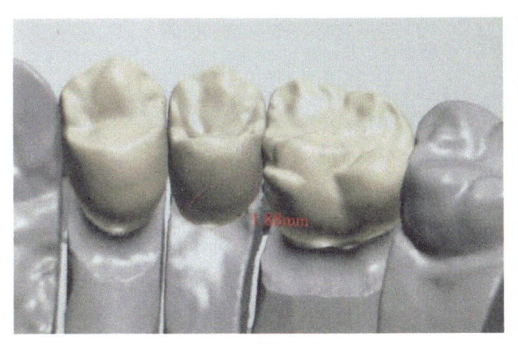

图7-09　调整桥体组织面

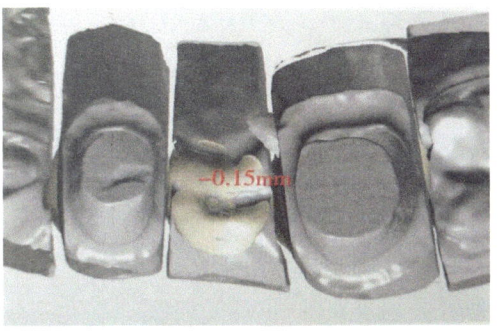

图7-10　组织面与牙槽嵴轻微接触

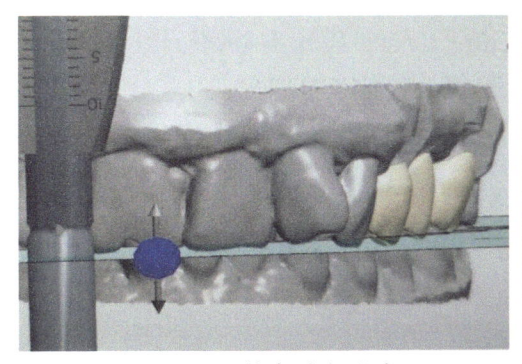

图7-11　静态牙合设计

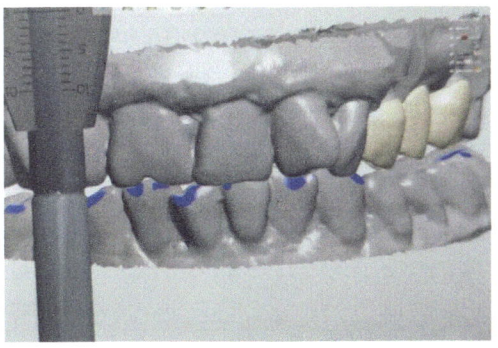

图7-12　动态牙合设计

53

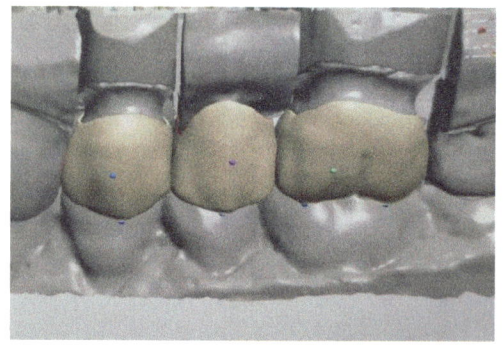

图7-13　矢状面咬合调整

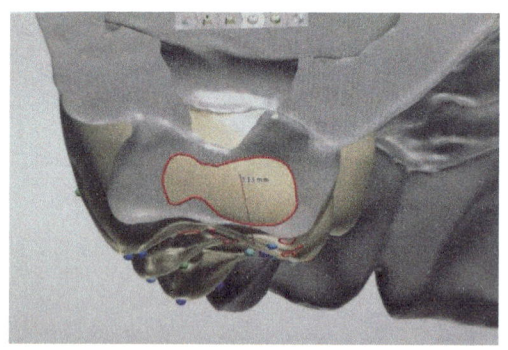

图7-14　冠状面咬合调整

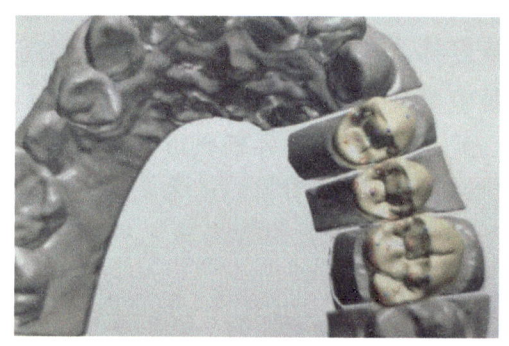

图7-15　牙合面咬合调整

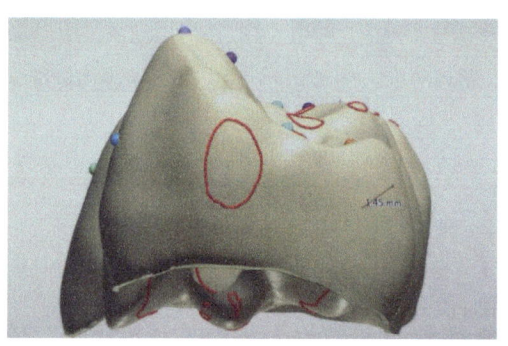

图7-16　近中邻接区设计

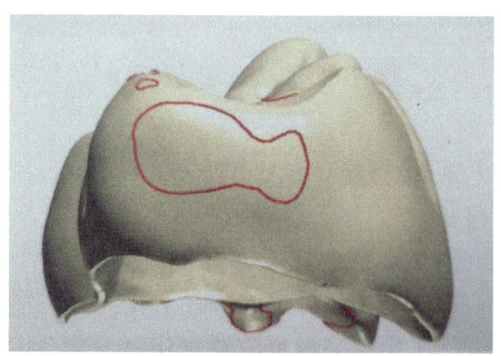

图7-17　远中邻接区设计

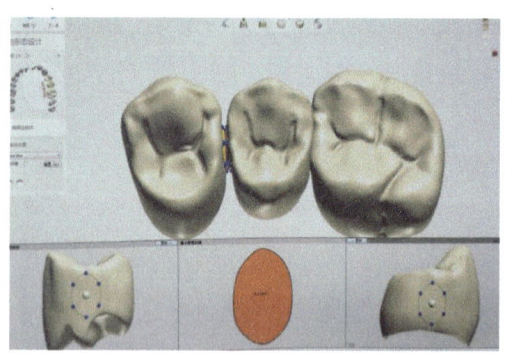

图7-18　调整前连接体界面形态

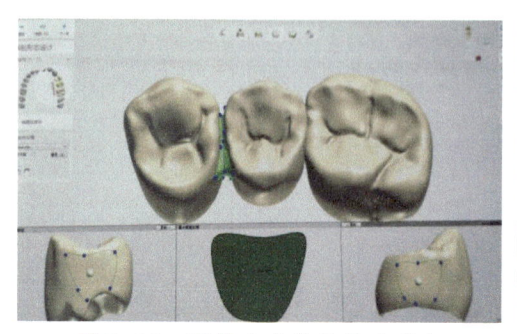

图7-19　调整后连接体界面形态

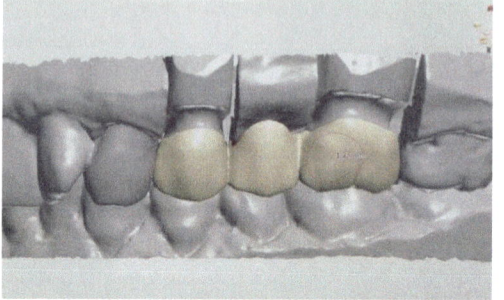

图7-20　设计完成的修复体形态

七　CAD\CAM技术条件下内冠设计

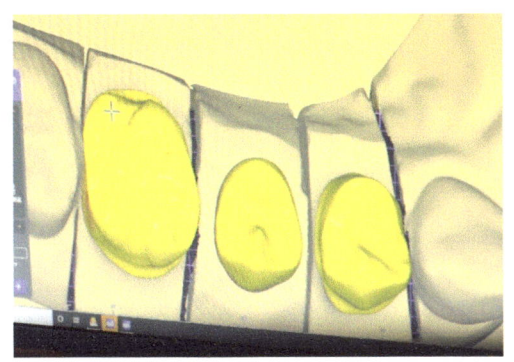

图 7-21　设置参数形成内冠

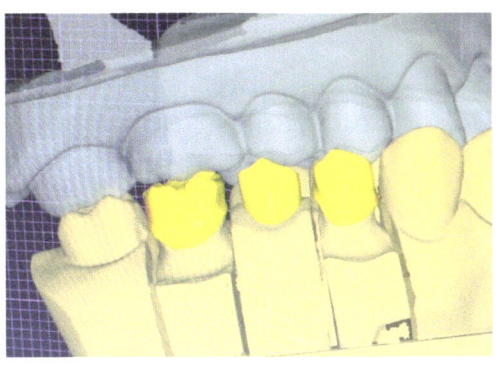

图 7-22　观察内冠外形

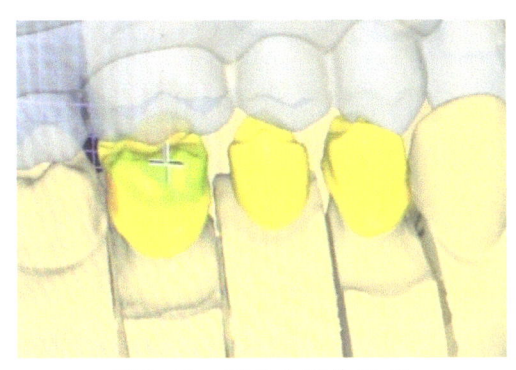

图 7-23　调整内冠外形 01

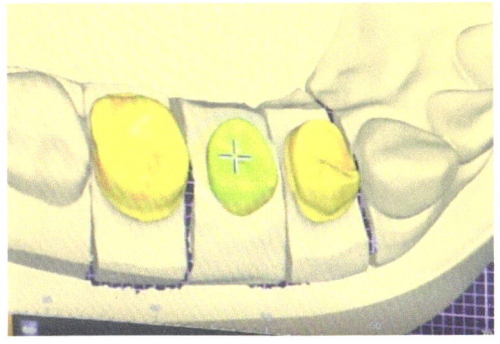

图 7-24　调整内冠外形 02

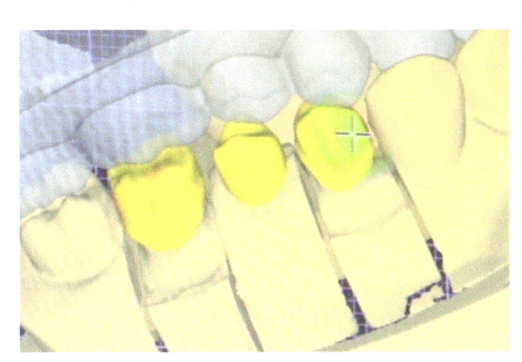

图 7-25　调整内冠外形 03

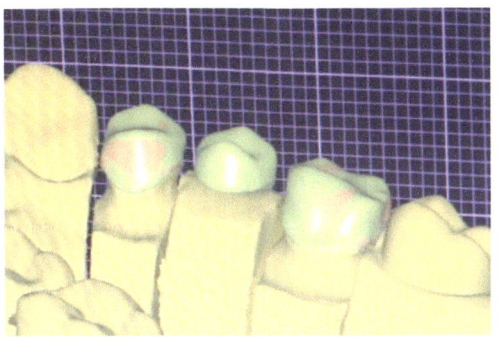

图 7-26　内冠外形调整完成

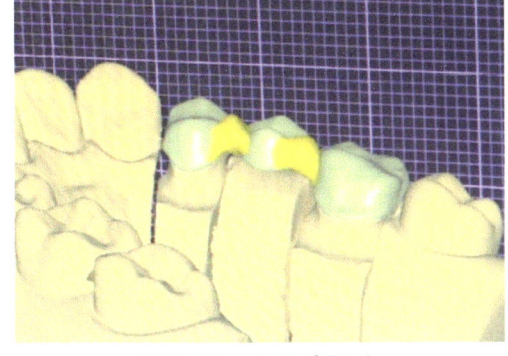

图 7-27　设置连接体

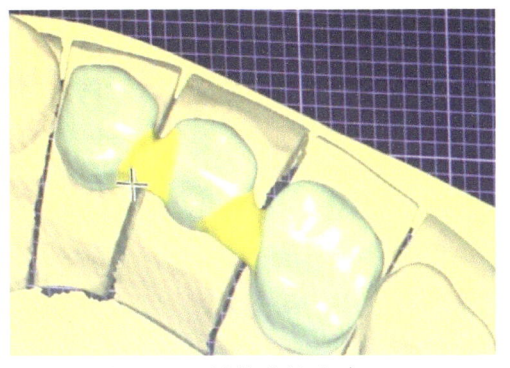

图 7-28　调整连接体外形 01

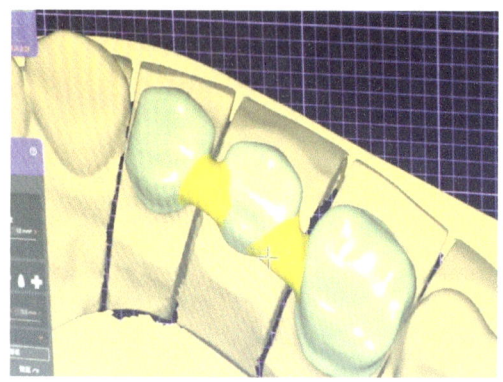

图7-29 调整连接体外形02 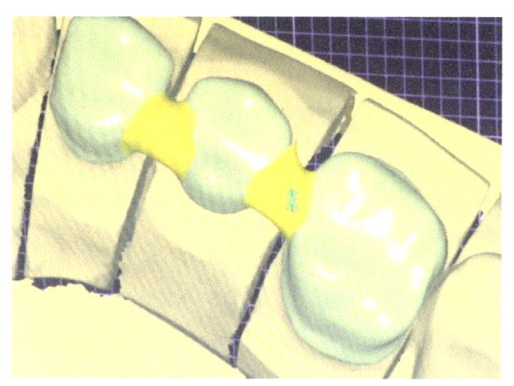　　图7-30 调整连接体外形03

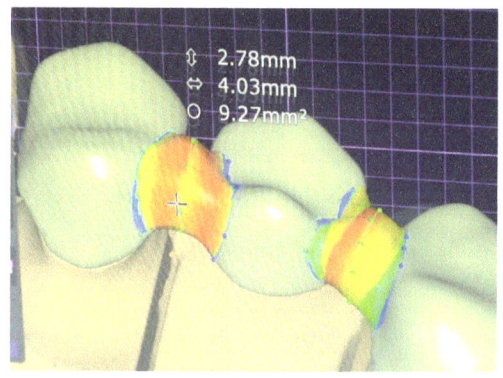

图7-31 精细调整连接体外形01 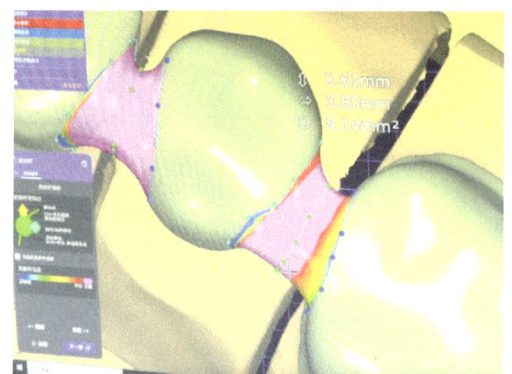　　图7-32 精细调整连接体外形02

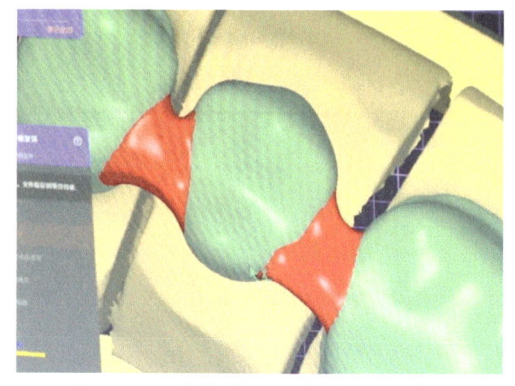

图7-33 完成精细调整连接体外形 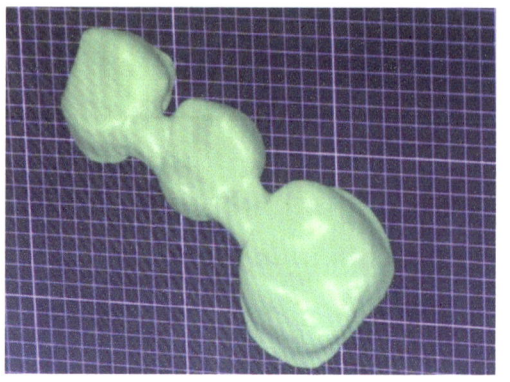　　图7-34 生成内冠整体外形

七　CAD\CAM技术条件下内冠设计

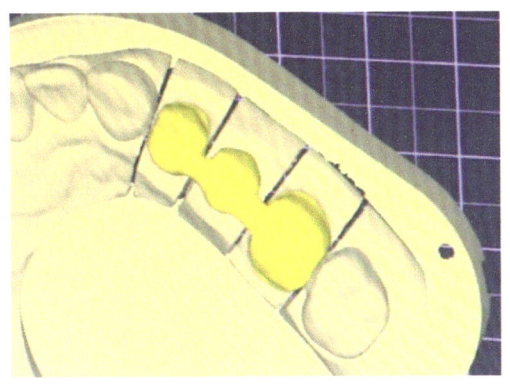

图 7-35　代入模型观察

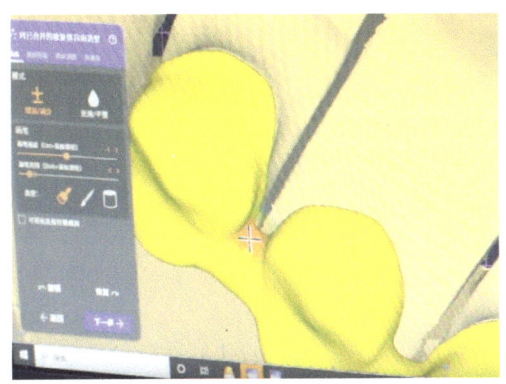

图 7-36　内冠外形调整01

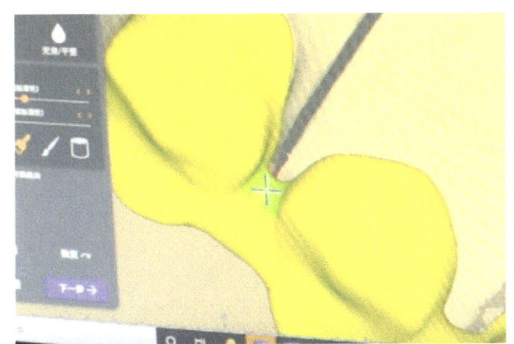

图 7-37　内冠外形调整02

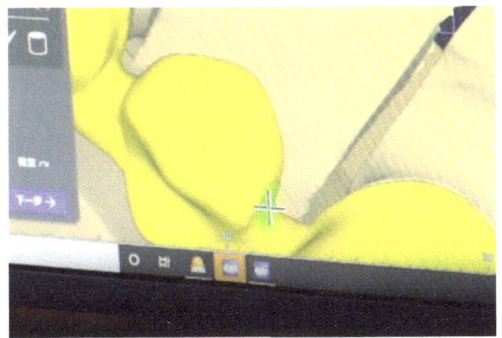

图 7-38　内冠外形调整03

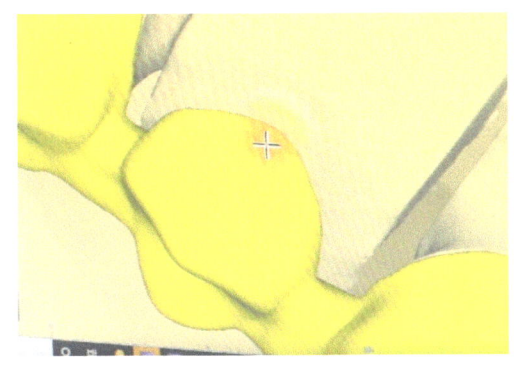

图 7-39　内冠外形调整04

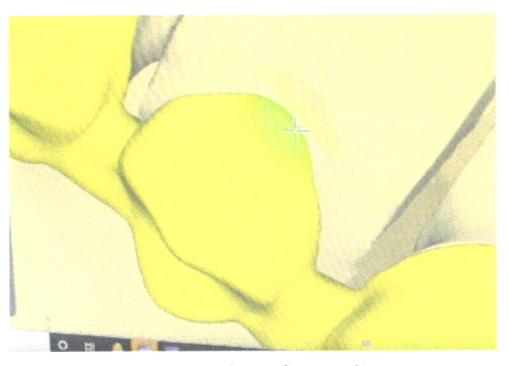

图 7-40　内冠外形调整05

57

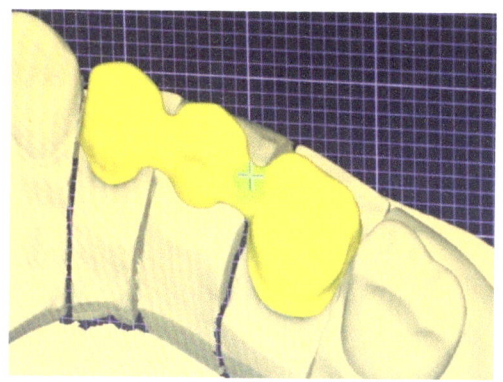

图 7-41　内冠外形调整 06

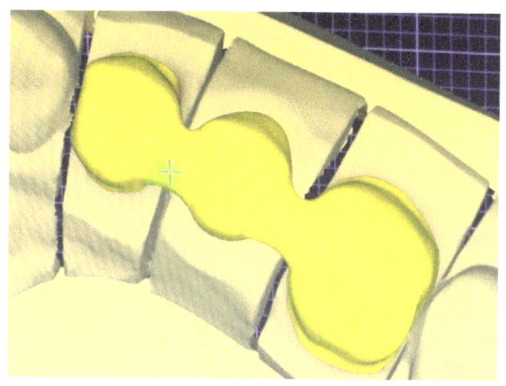

图 7-42　内冠外形调整 07

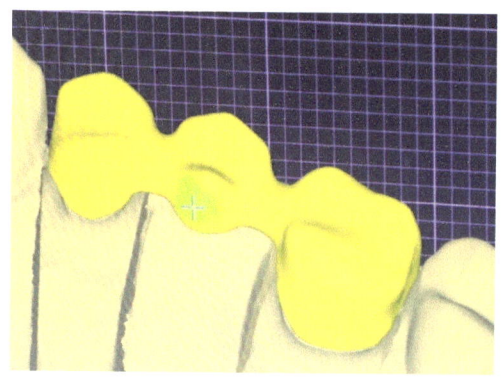

图 7-43　内冠外形调整 08

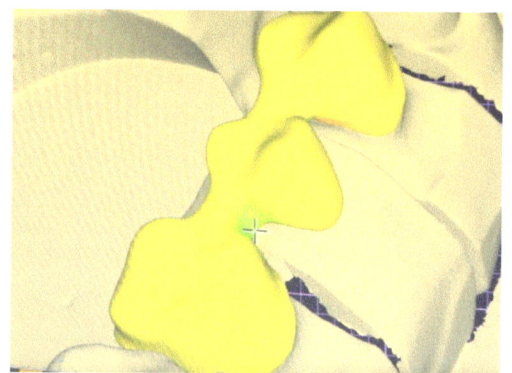

图 7-44　内冠外形调整 09

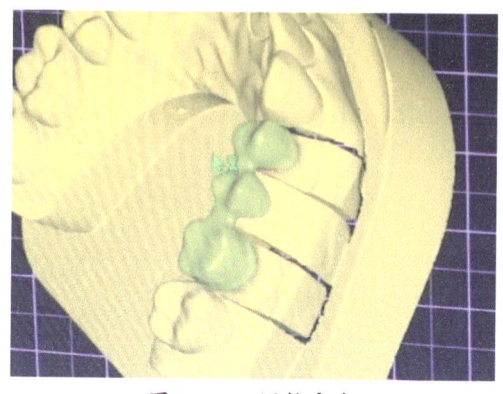

图 7-45　调整完成

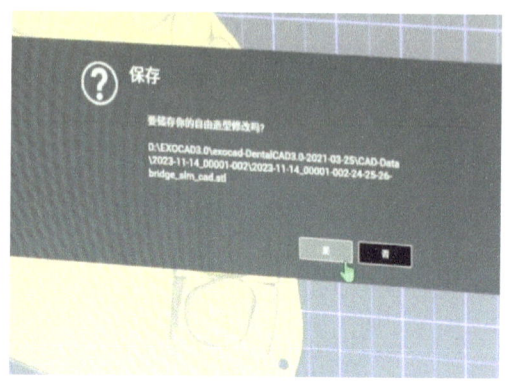

图 7-46　数据保存

目标巩固

1 理想间隙涂料的厚度为
   A. 10~20 μm
   B. 10~20 mm
   C. 20~30 μm
   D. 20~30 mm
   E. 30~40 μm

2 单冠的设计操作步骤包括
   A. 打开设计软件，导入数字模型，确定共同就位道
   B. 模拟手绘标记及确定修复体边缘线
   C. 根据需要选择相应的参数，确定间隙涂料厚度
   D. 运用工具包调整、重塑内冠外形并保存数据
   E. 以上均是

3 固定桥基底冠设计时需要调整的方面有
   A. 打开设计软件，选择符合牙弓的桥体形态
   B. 运用虚拟蜡刀，调整连接体的形态、横截面积和位置
   C. 在虚拟𬌗架上调整预留瓷层空隙
   D. 运用工具包修整桥体龈方光滑度
   E. 以上均是

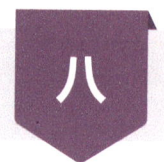

八　氧化锆内冠排版、切削、烧结

学习目标

1. 明确氧化锆内冠排版、切削、烧结的流程。
2. 掌握氧化锆内冠、排版、切削、烧结的方法。
3. 熟悉氧化锆内冠排版、切削、烧结的注意事项。

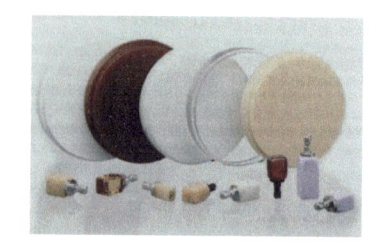

学习过程

以工作流程、工作步骤配文字说明的形式展示。

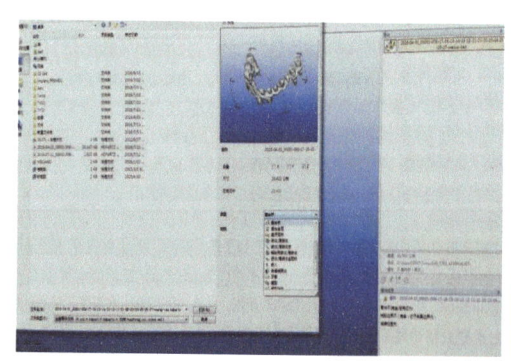

图8-01　导入STL数据

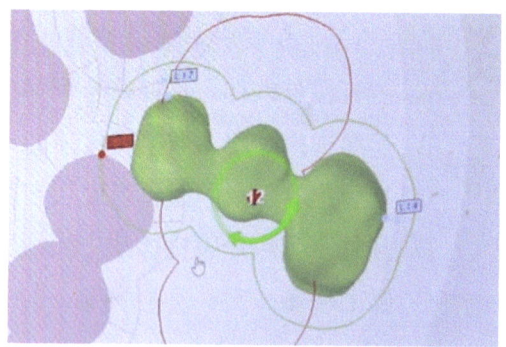

图8-02　调整修复体盘内位置01

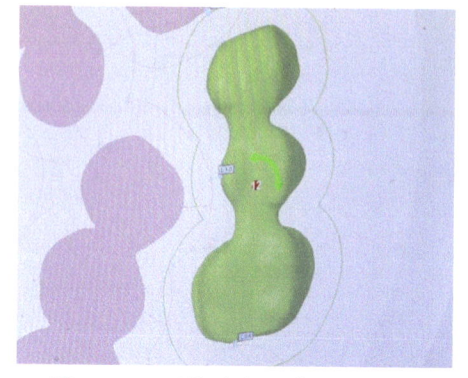

图8-03　调整修复体盘内位置02

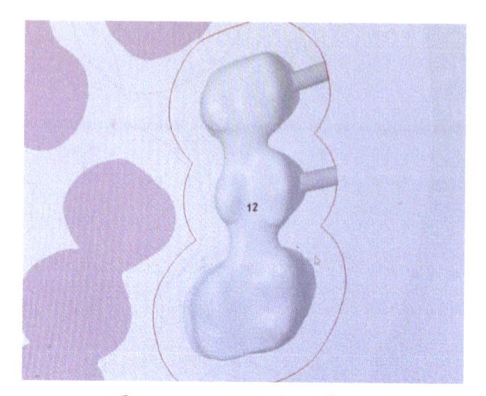

图8-04　设置支撑杆01

八　氧化锆内冠排版、切削、烧结

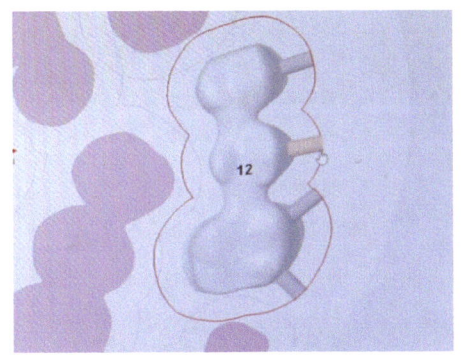

图 8-05　设置支撑杆 02

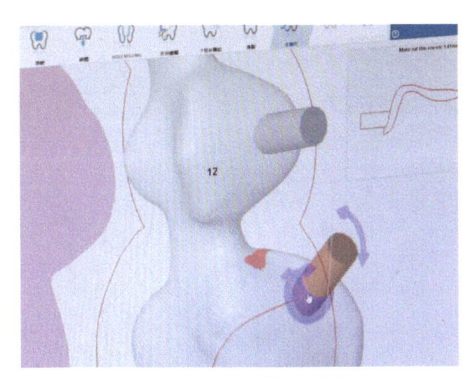

图 8-06　调整支撑杆

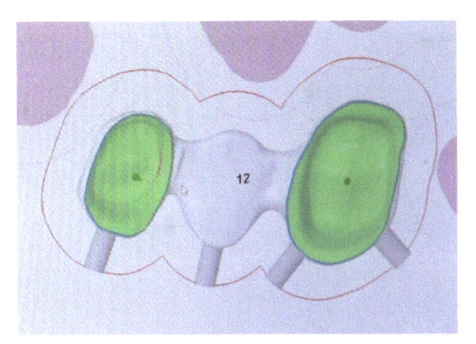

图 8-07　支撑杆设置完成

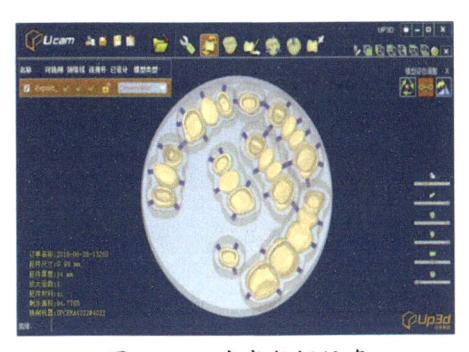

图 8-08　生成数据保存

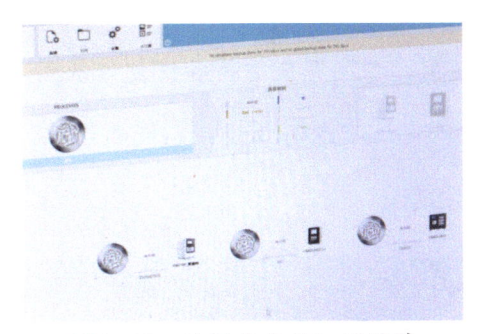

图 8-09　选择需要的切削材料

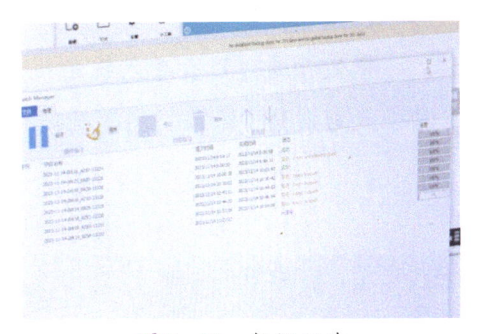

图 8-10　数据保存

　　将设计完成的数据导入 CAM 自动编程软件，根据修复的类型选择合适的氧化锆等材料圆盘、夹具和刀具，并将可以一次完成的修复体在圆盘中进行排版，形成合理的支撑杆及铣削路径，最后进行数据保存。

61

■ 全冠类固定修复体制作工艺 ▶▶▶

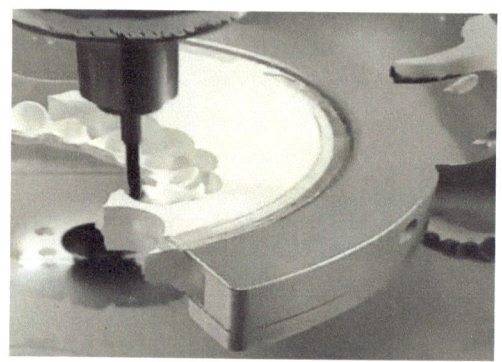

图8-11　数据导入数控机床切削坯料

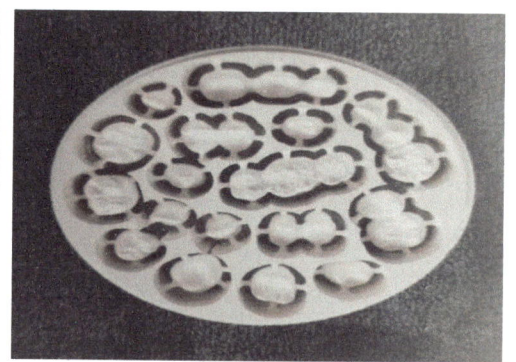

图8-12　盘内修复体切削完成

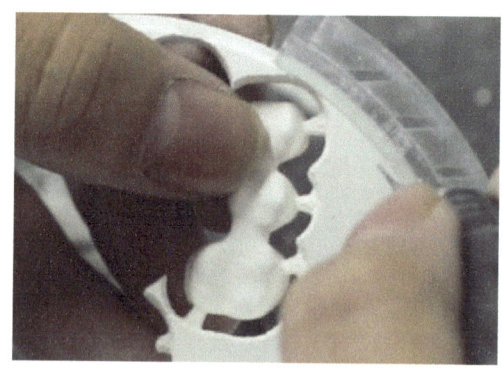

图8-13　磨除支撑杆01

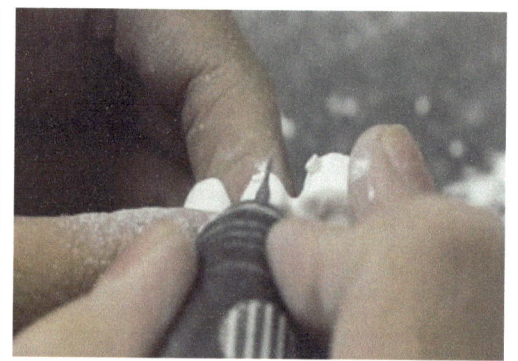

图8-14　磨除支撑杆02

把数据通过U盘导入铣削机进行切削，切削完成后将各修复体从圆盘上分别切割下来，将支撑杆处打磨平整。

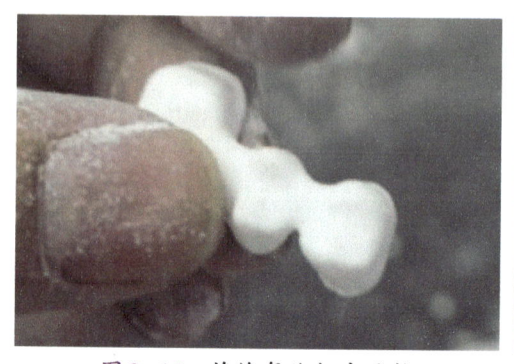

图8-15　将修复体打磨平整

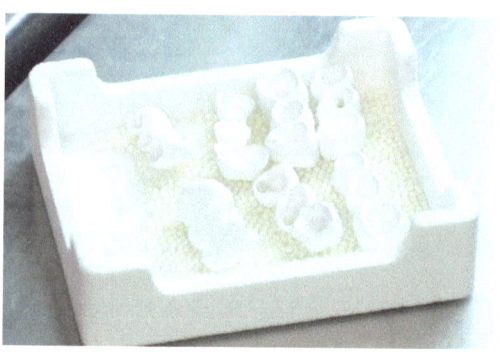

图8-16　放入锆珠盘

八 氧化锆内冠排版、切削、烧结

遇到大的修复体，为了避免修复体的损伤，可以不清除或先清除一侧的支撑杆，待烧结完成，修复体强度增加后再去除剩余的支撑杆。

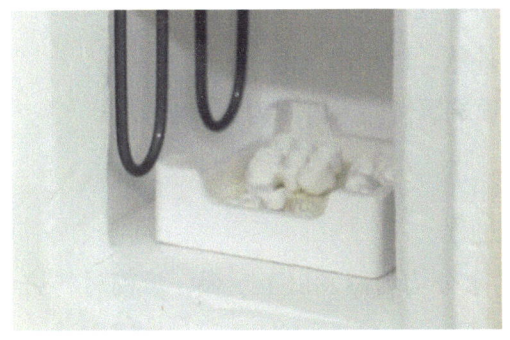

图8-17 放入烧结炉

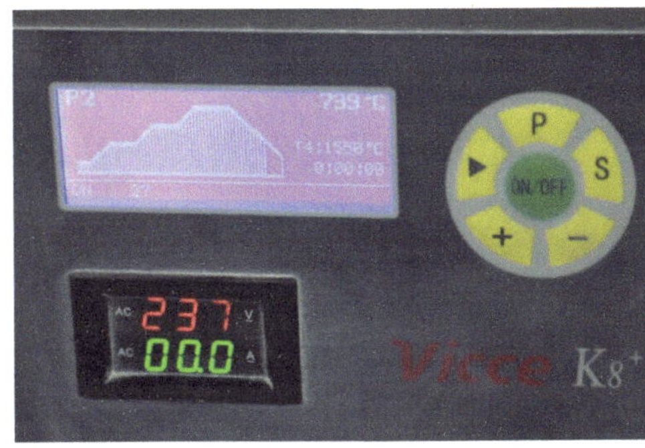

图8-18 按程序开始烧结

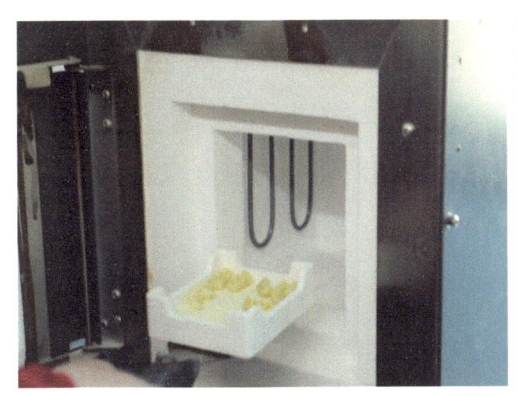

图8-19 烧结完成

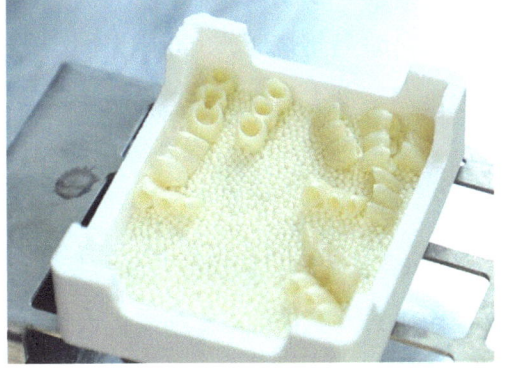

图8-20 自然冷却

目标巩固

1 熔模固定到成型座前，应在脸面接触区加少许蜡，约（　　）厚度。

A. 0.1 mm

B. 0.1 cm

C. 0.01 mm

D. 0.02 cm

E. 0.5 mm

2 下列关于一次包埋法说法错误的是

A. 以毛笔尖蘸取少量包埋料，轻轻涂抹于熔模的表面，涂布时由点到面，不能形成气泡

B. 铸道及储金球也须有包埋料包裹

C. 点、线、角处及熔模的组织面不易形成气泡

D. 边注入包埋料边振动或轻敲铸圈外壁，以排出气泡

E. 顺着侧壁将剩余的包埋料由铸圈顶端缓慢注入铸圈内，直至注满

3 下列关于烘烤焙烧说法正确的是

A. 烘烤与焙烧是一个连续、完整的过程

B. 烘烤是指加热铸圈，使铸型中的水分均匀蒸发以至干燥，熔模材料熔解、流失的过程

C. 包埋材料注入铸圈后，去除铸圈上的成型座，将铸圈倒置（铸道口朝下）于茂福炉中

D. 烘烤焙烧时，350℃以下铸圈直立，使铸道口朝下，350℃以上，铸道口朝上

E. 通过焙烧，可提高铸型的温度，增加铸造时铸型与熔金间的温度差，提高铸造成功率

4 氧化锆内冠排版操作步骤包括

A. 打开软件进入主界面，选择机床及对应的夹具和刀具

B. 从列表中选择氧化锆作为加工材料，并确定其大小、高度、颜色

C. 导入内冠数据，运用测量功能进行快速预览，调整内冠位置

D. 设定铣削方向、设置连接柱、调整支撑杆、计算刀路

E. 以上均是

5 氧化锆内冠的烧结步骤包括

A. 坩埚内铺满锆珠、摇匀

B. 氧化锆内冠的放置

C. 选择烧结曲线并进行烧结

D. 自然冷却后取下修复体

E. 以上均是

八 氧化锆内冠排版、切削、烧结

思考练习

一、每一颗牙齿的制作,都是心血的凝聚,从原材料,到成品牙,再到戴到患者口内,既要满足正常咀嚼功能,又要符合美学形态。请大家思考,烧结对氧化锆全瓷冠的影响有哪些?有何注意事项?

九 内冠打磨

学习目标

1. 明确内冠打磨的流程。
2. 掌握内冠打磨的方法。
3. 熟悉内冠打磨的注意事项。

学习过程

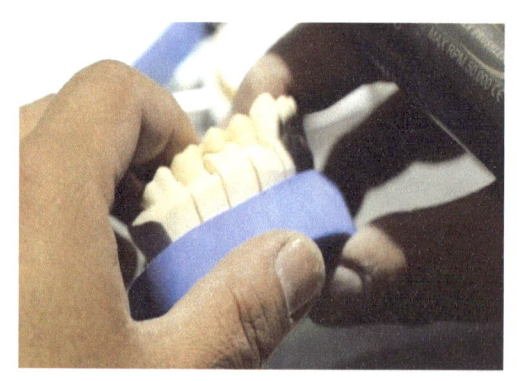

以工作流程、工作步骤配文字说明的形式展示。

图 9-01　整体检查就位情况

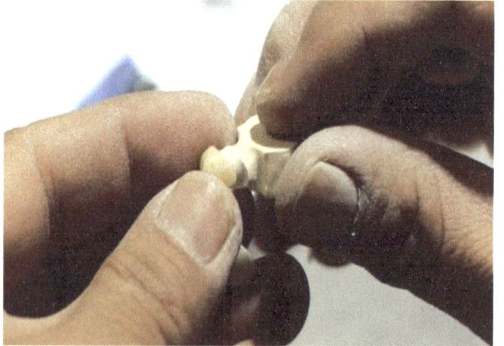

图 9-02　分别检查就位情况

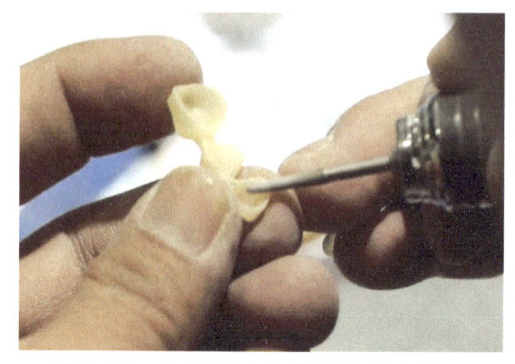

图 9-03　打磨影响就位的内冠边缘 01

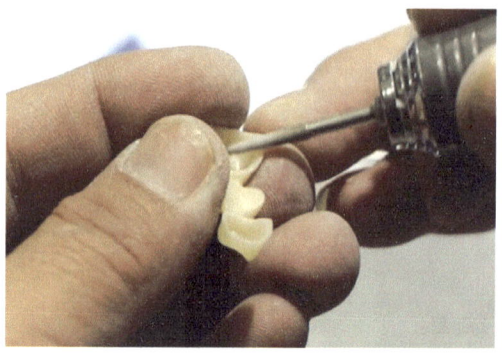

图 9-04　打磨影响就位的内冠边缘 02

九 内冠打磨

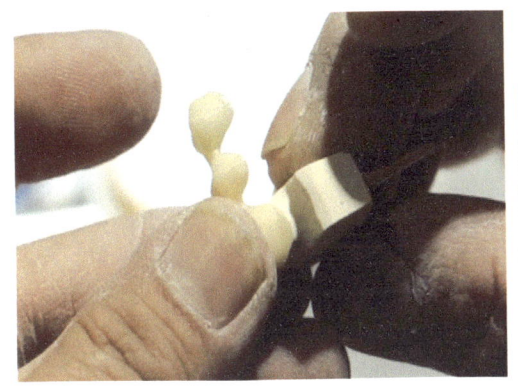

图 9-05 单冠就位到位

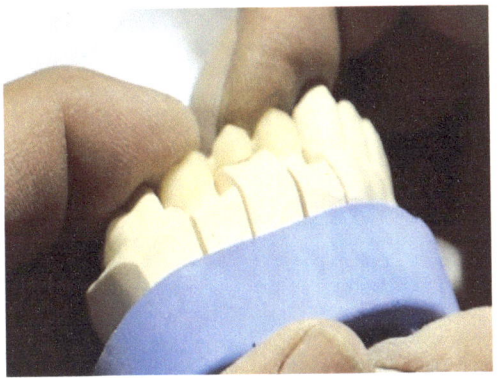

图 9-06 整体就位到位

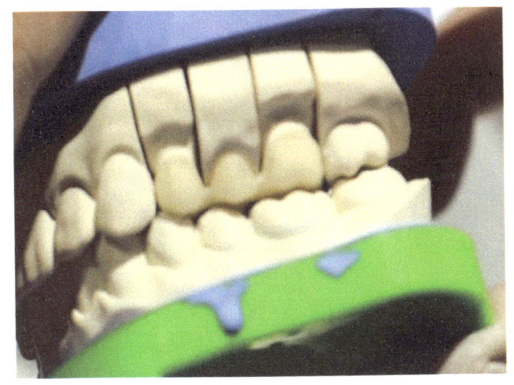

图 9-07 检查咬合及外形

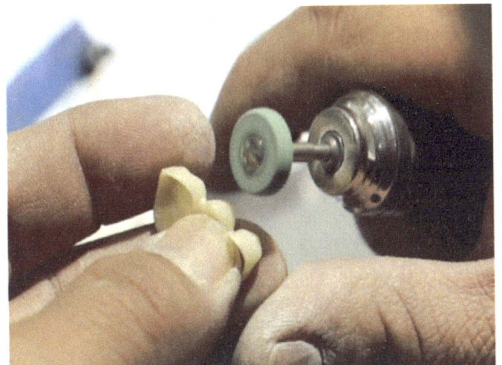

图 9-08 打磨颊侧外形

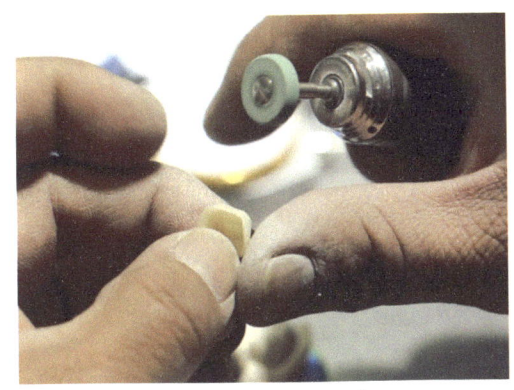

图 9-09 打磨邻面外形

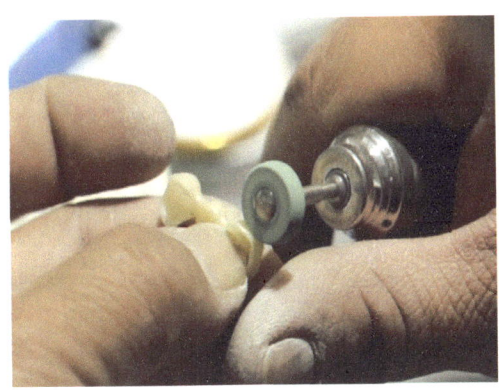

图 9-10 打磨舌侧外形

67

全冠类固定修复体制作工艺

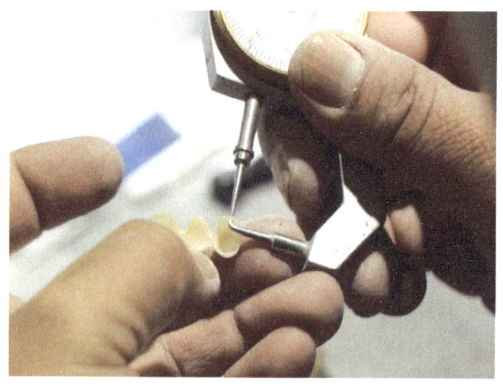

图9-11 检查内冠边缘厚度01

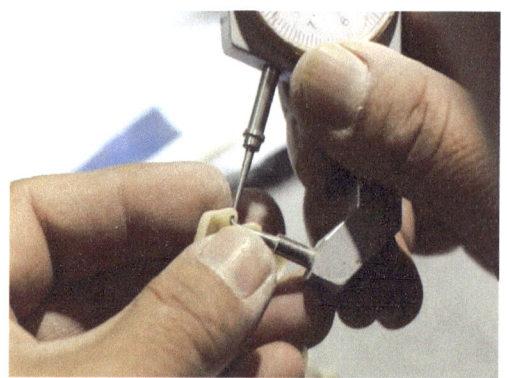

图9-12 检查内冠边缘厚度02

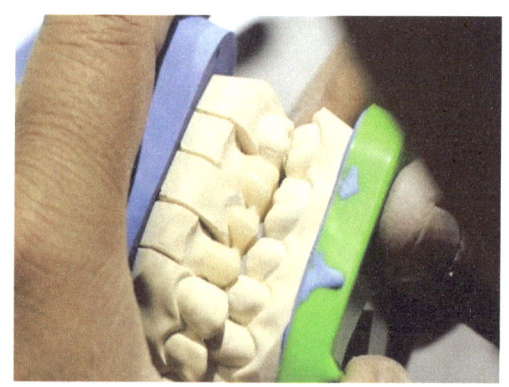

图9-13 检查咬合及外形

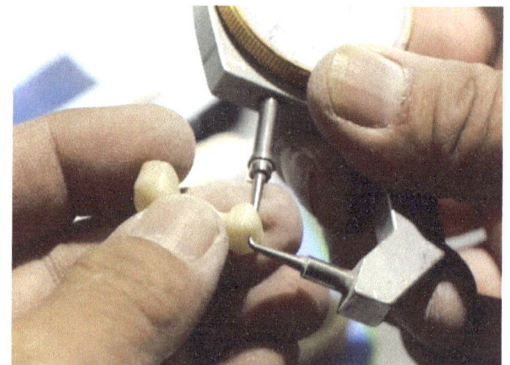

图9-14 检查内冠咬合面厚度

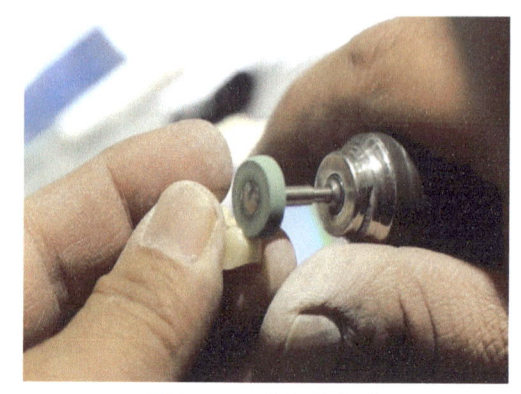

图9-15 咬合的打磨

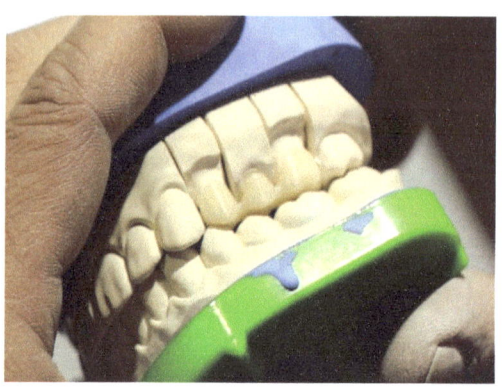

图9-16 检查咬合

九 内冠打磨

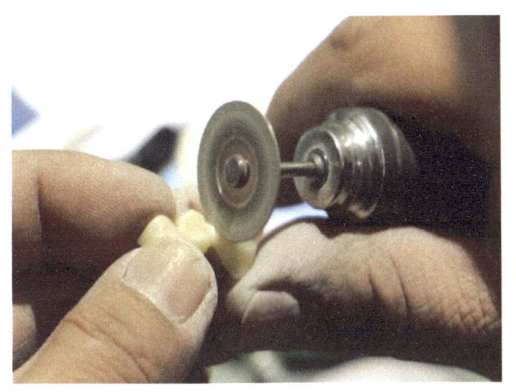

图 9-17 临结区的打磨

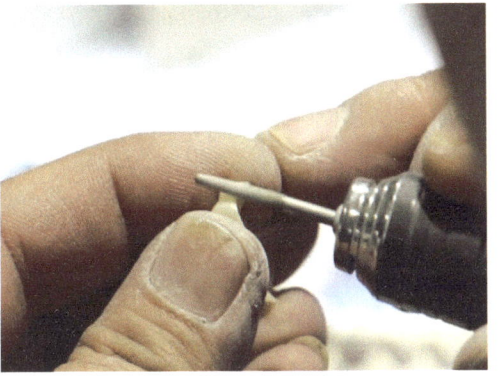

图 9-18 边缘的细磨

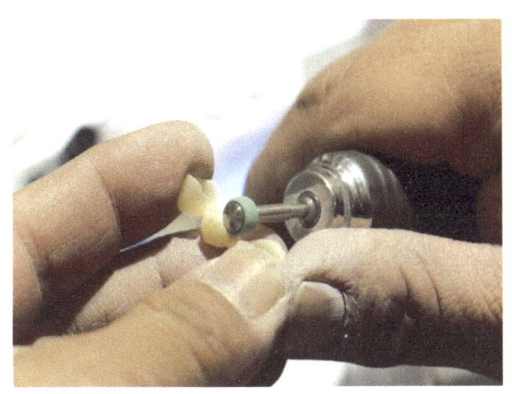

图 9-19 桥体组织面的打磨

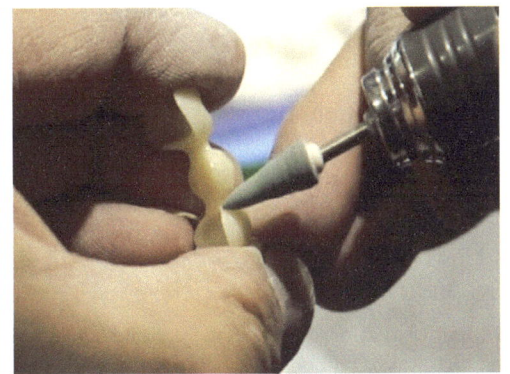

图 9-20 精细打磨

单冠的打磨要求在保证内冠厚度的基础上,将其表面打磨平整圆滑,避免出现台阶及棱角。

联冠的打磨是在单冠打磨的基础上,还要针对连接体处进行打磨,在保证连接体厚度、强度的同时,预留足够的外展隙空间。

目标巩固

1 打磨氧化锆内冠选用的磨具材料为

 A. 碳化硅

 B. 刚玉

 C. 碳化硼

 D. 钨钢

 E. 氧化铝、金刚砂

2 氧化锆内冠的厚度应达到

 A. 0.5 mm

 B. 0.4 mm

 C. 0.3 mm

 D. 0.2 mm

 E. 0.1 mm

上瓷和焙烧

学习目标

1. 明确上瓷和焙烧的流程。
2. 掌握上瓷和焙烧的方法。
3. 熟悉上瓷和焙烧的注意事项。

学习过程

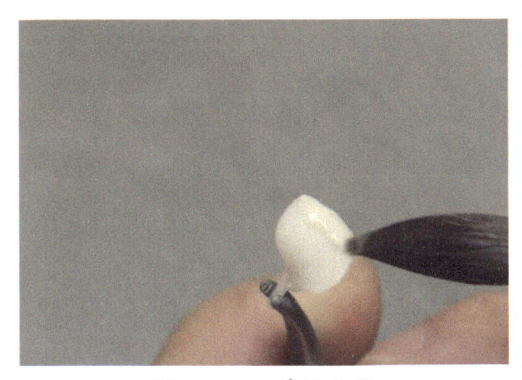

以工作流程、工作步骤配文字说明的形式展示。

图 10-01　单冠上瓷

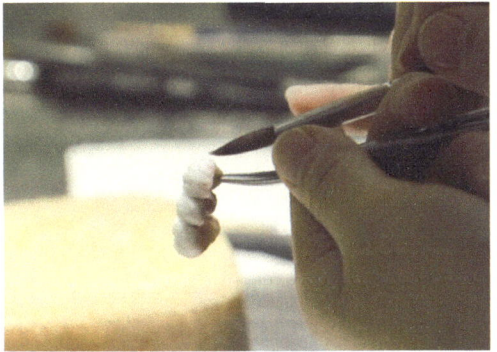

图 10-02　联冠上瓷

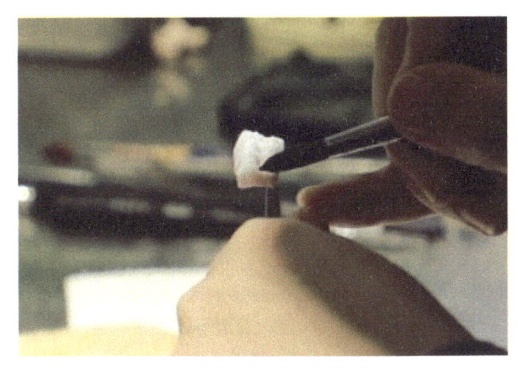

图 10-03　逐个涂塑成形

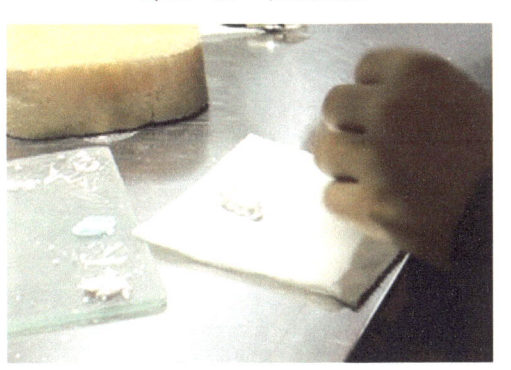

图 10-04　吸附多余水分

全冠类固定修复体制作工艺

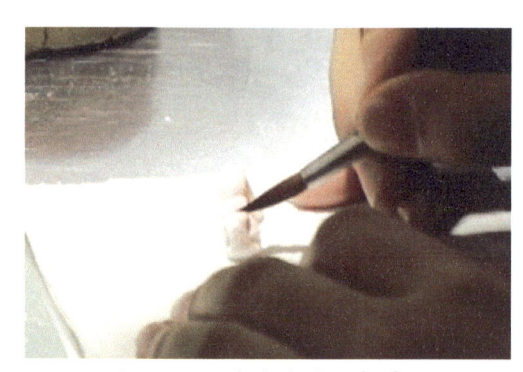

图 10-05　涂塑修补局部外形

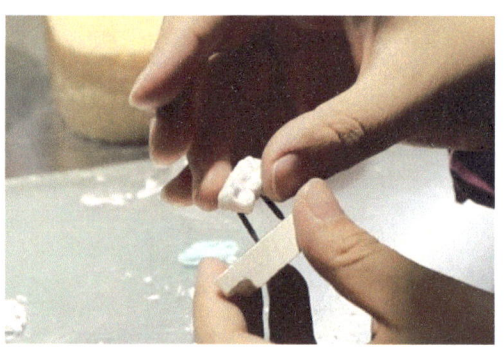

图 10-06　放置于烤盘支架钉上

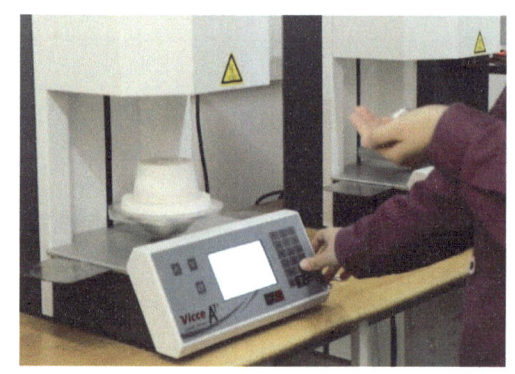

图 10-07　设置烧结程序

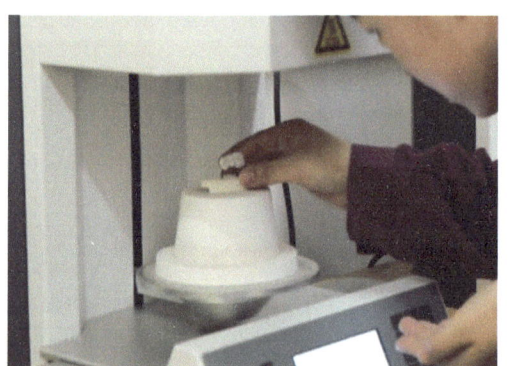

图 10-08　放置待烧结修复体

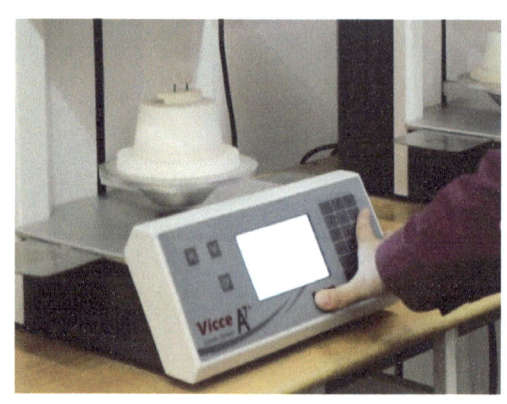

图 10-09　启动烧结程序

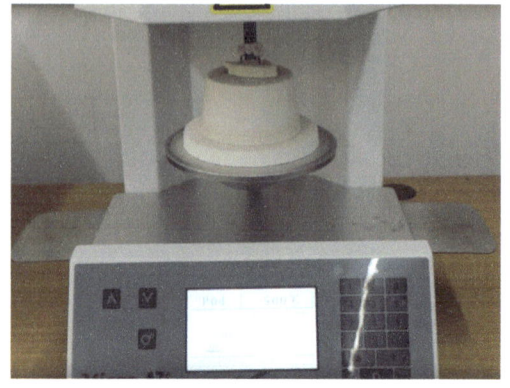

图 10-10　缓慢升温预热

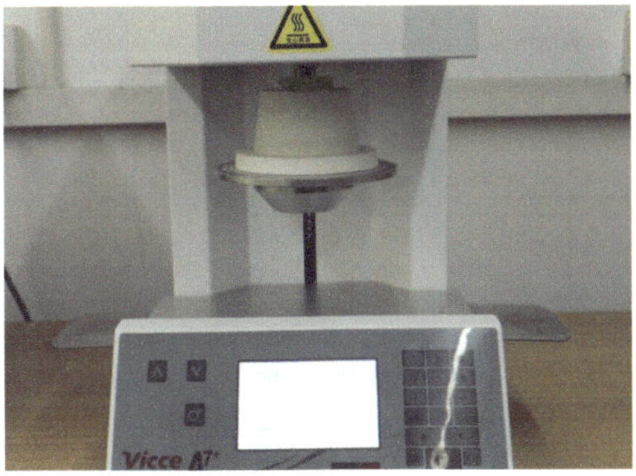

十　上釉和焙烧

图 10-11　按程序逐步烘干

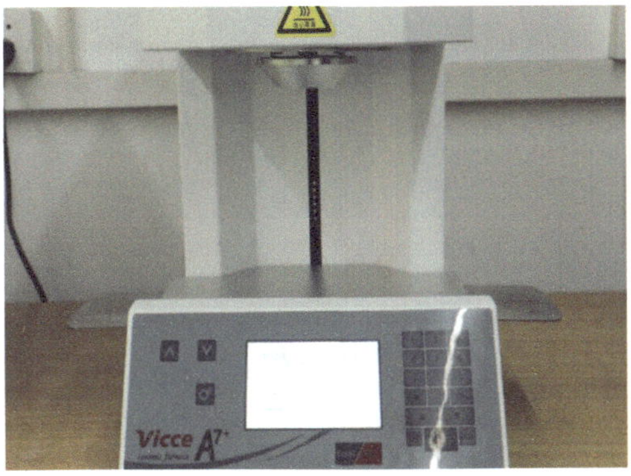

图 10-12　进入烧结程序

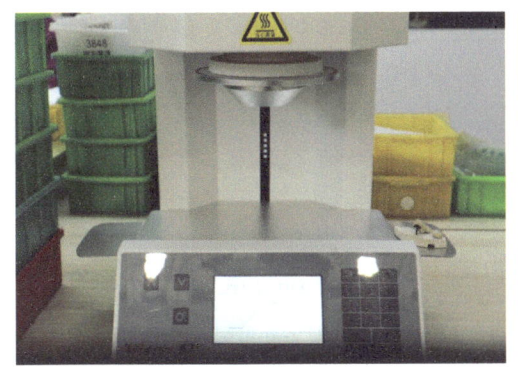

图 10-13　烧结程序结束

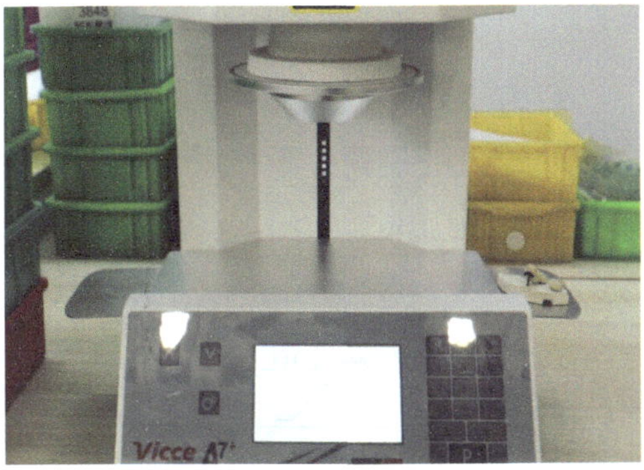

图 10-14　缓慢降温01

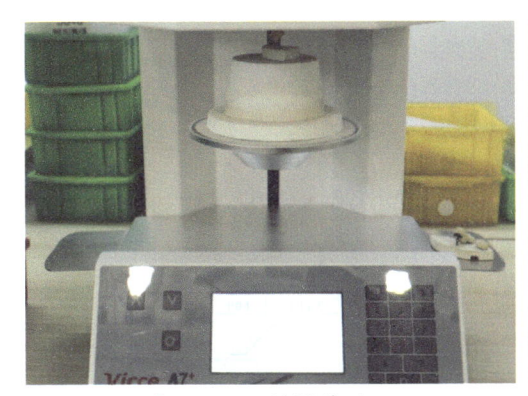

图 10-15　缓慢降温02

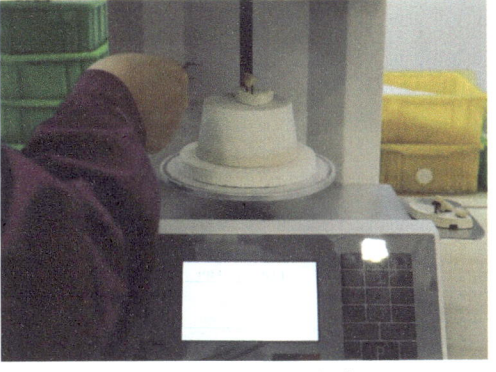

图 10-16　完成炉内降温

全冠类固定修复体制作工艺

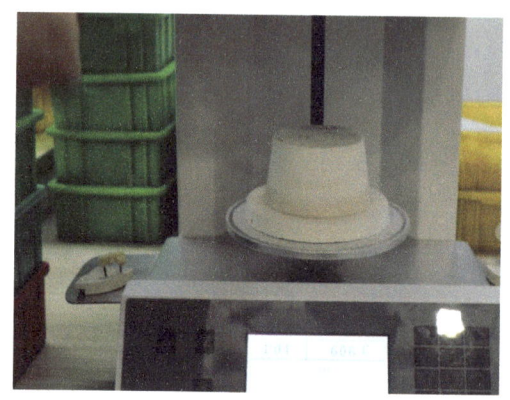

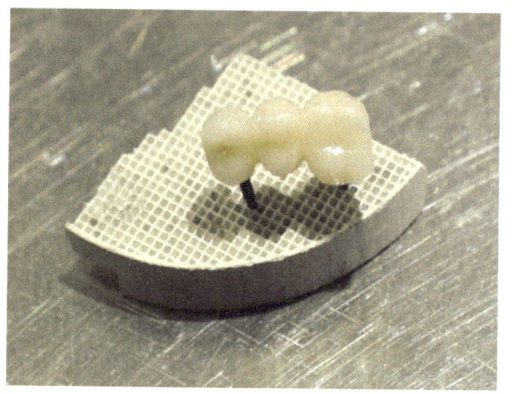

图 10-17　换作自然降温

图 10-18　完成后外观

各瓷层的界面轮廓应尽可能地清晰。界面越清晰，各层颜色和透明效果就越好。为了使界面更加清晰，在构筑过程中应用毛笔进行操作。否则会使界面的不同种材料混合在一起，影响最终的整体颜色与美观效果。

目标巩固

1 回切后牙本质瓷（　　）的厚度是保证义齿色调正确的关键之一。

A. 0.2 mm

B. 0.3 mm

C. 0.5 mm

D. 0.7 mm

E. 1.0 mm

2 上瓷常用的工具包括

A. 玻璃板、毛巾布、面巾纸

B. 调拌刀、水杯

C. 毛笔、雕刻刀、小锤

D. 瓷料切削器、夹持器

E. 以上均是

十　上釉和焙烧

思考练习

一　上瓷是对修复体颜色及层次的控制。由于瓷粉的种类及品种不同，因而在操作前应仔细阅读瓷粉说明，正确应用瓷粉配比。请分别说一说牙本质瓷粉、切端瓷、透明瓷及其他特殊瓷粉的应用。

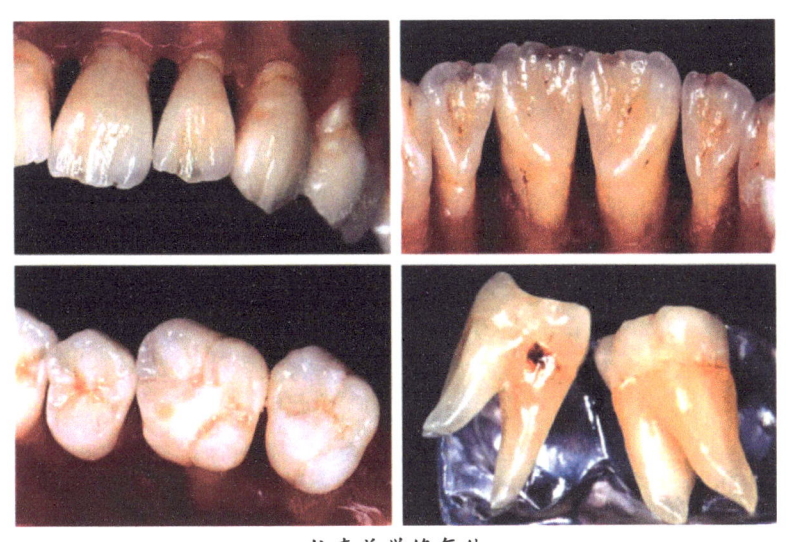

仿真美学修复体

十一　车瓷

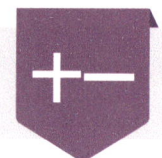

学习目标

1. 明确车瓷的流程。
2. 掌握车瓷的方法。
3. 熟悉车瓷的注意事项。

学习过程

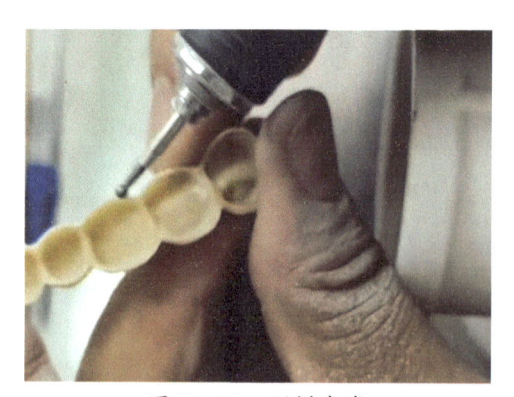

以工作流程、工作步骤配文字说明的形式展示。

图 11-01　脱模车瓷

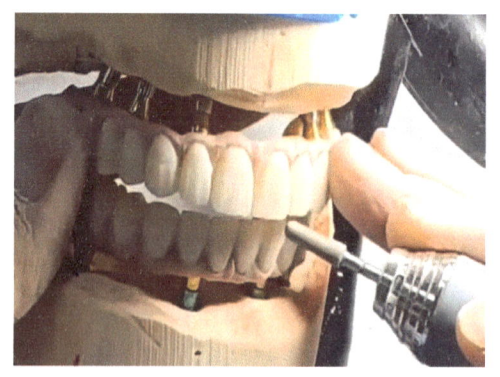

图 11-02　带模车瓷

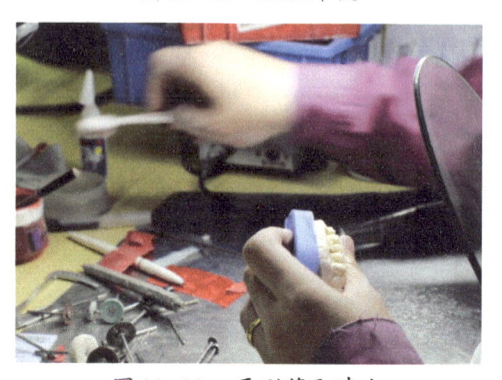

图 11-03　牙刷蘸取清水

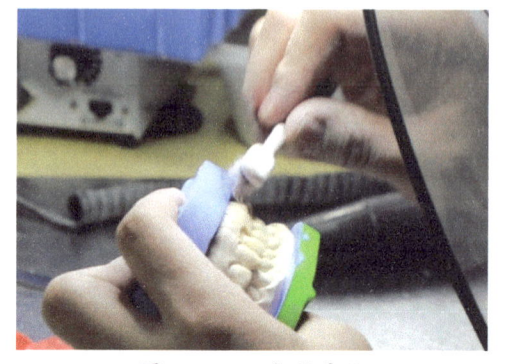

图 11-04　洗刷牙面

十一 车瓷

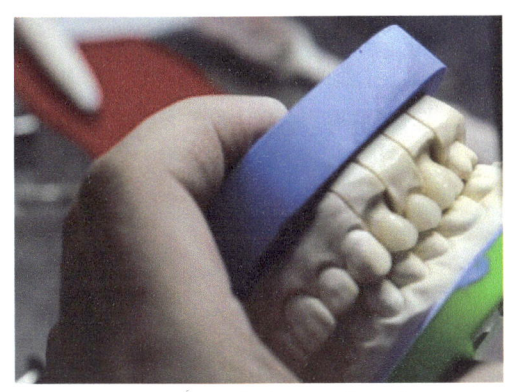

图 11-05 观察洗刷后牙面外观

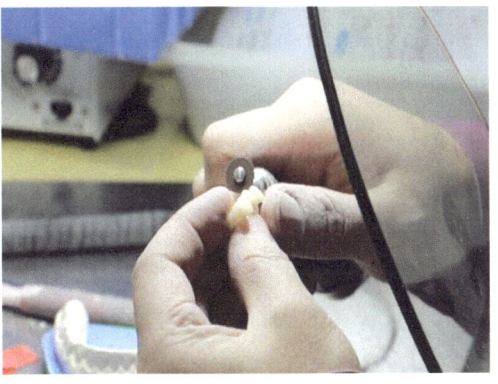

图 11-06 对牙合外展隙的精细修整

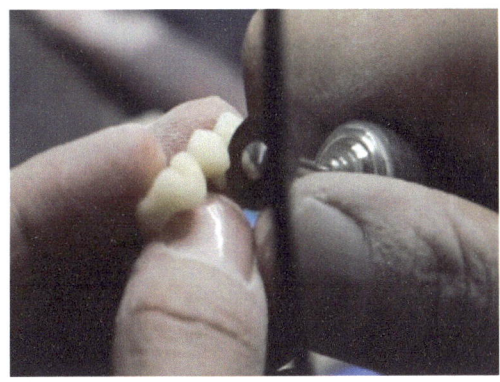

图 11-07 对颊外展隙的精细修整

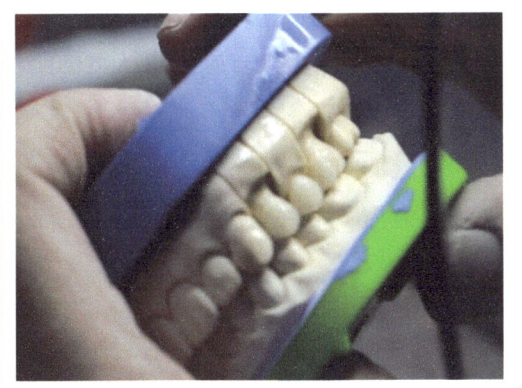

图 11-08 对外观仔细观察

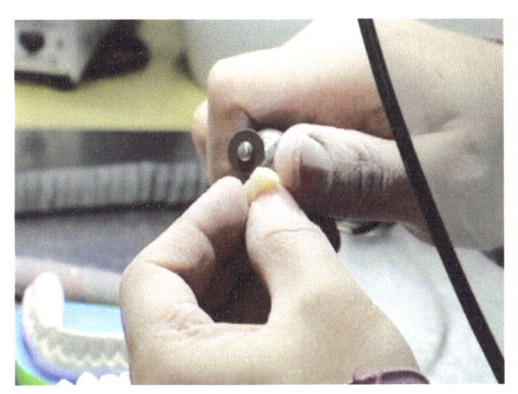

图 11-09 对牙尖的精细修整

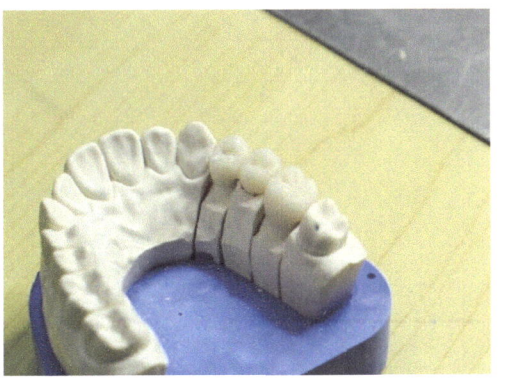

图 11-10 完成形态的调整

这个阶段通过车瓷将全瓷冠的最终形态确定下来，并把咬合及邻接关系调磨至合适。

目标巩固

1. 车瓷的要求不包括下列哪一项
   A. 用振动较小的中速手机
   B. 用振动较小的快速手机
   C. 磨具为中细粒度的金刚砂磨头
   D. 磨具为中细粒度的含碳化硅的橡胶磨头
   E. 磨具为中细粒度的氧化铝磨头

2. 车瓷的过程不包括下列哪一项
   A. 粗磨时要完成其形态的调整
   B. 将可卸式代型放回整体模型中检查
   C. 放回牙合架上检查
   D. 细磨时要消除所有磨痕
   E. 使得瓷修复体的表面初具光泽

十二 上釉及烘干、烧结

学习目标

1. 明确上釉及烘干、烧结的流程。
2. 掌握上釉及烘干、烧结的方法。
3. 熟悉上釉及烘干、烧结的注意事项。

学习过程

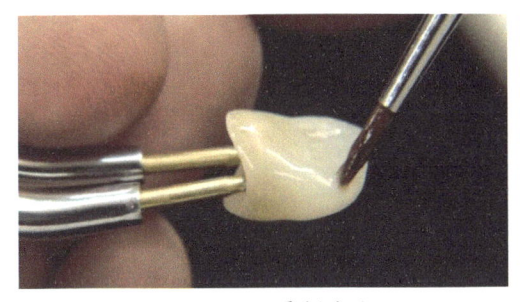

以工作流程、工作步骤配文字说明的形式展示。

图 12-01 唇侧上釉

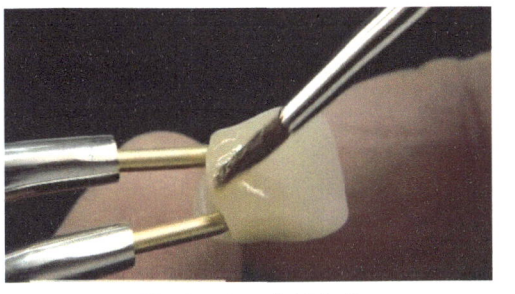

图 12-02 舌侧上釉

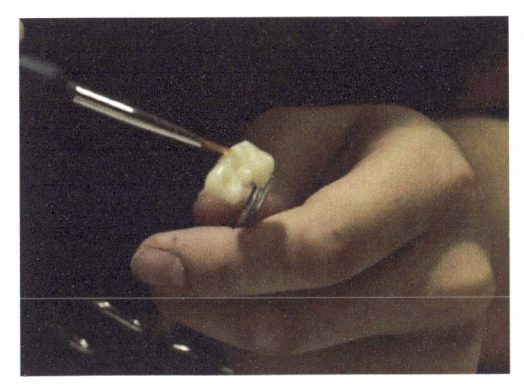

图 12-03 先涂一层清亮的釉液

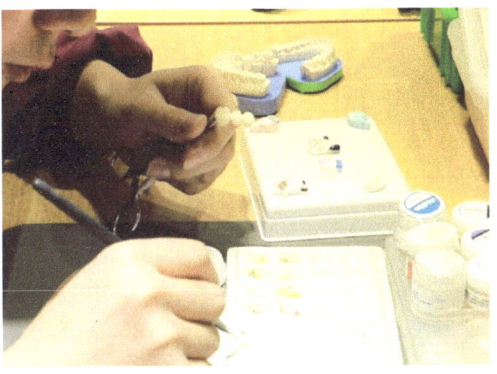

图 12-04 选取对应的颜料

全冠类固定修复体制作工艺 ▶▶▶

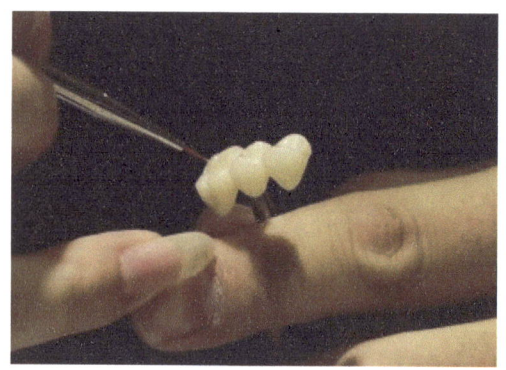

图 12-05　逐个进行染色

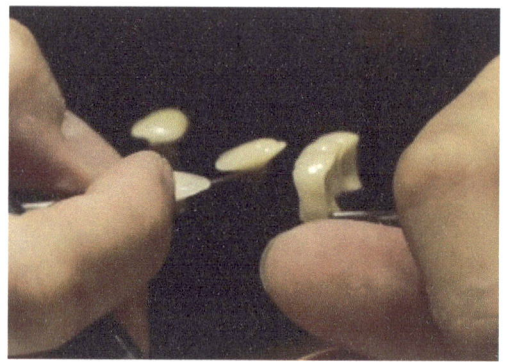

图 12-06　和比色板进行对照

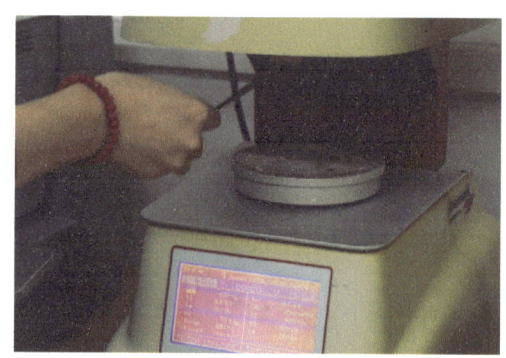

图 12-07　数秒烘干观察染色效果

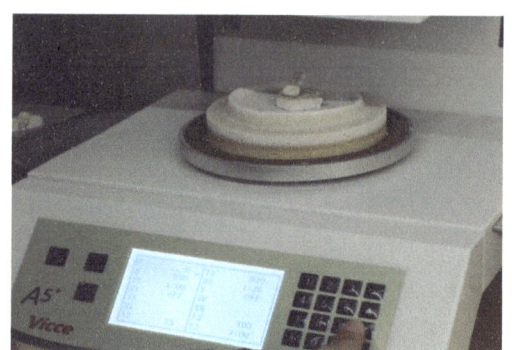

图 12-08　设置烤瓷炉程序

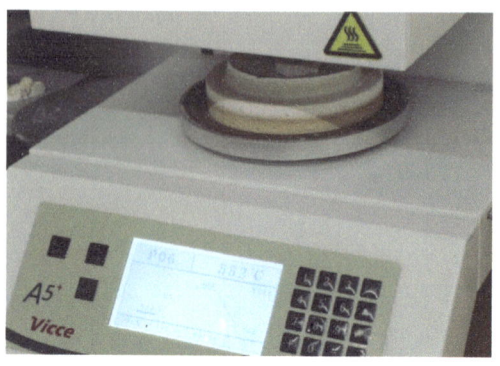

图 12-09　进入烧结程序 01

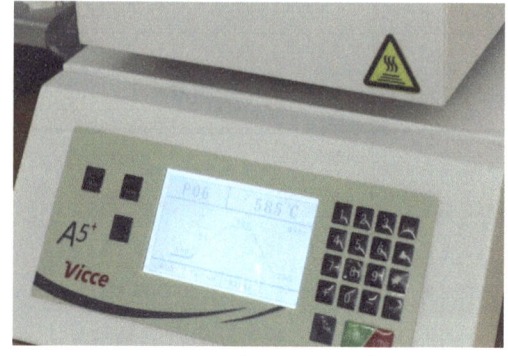

图 12-10　进入烧结程序 02

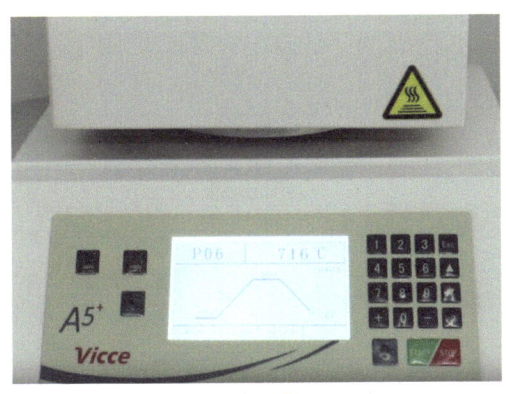

十二　上釉及烘干、烧结

图 12-11　进入烧结程序 03 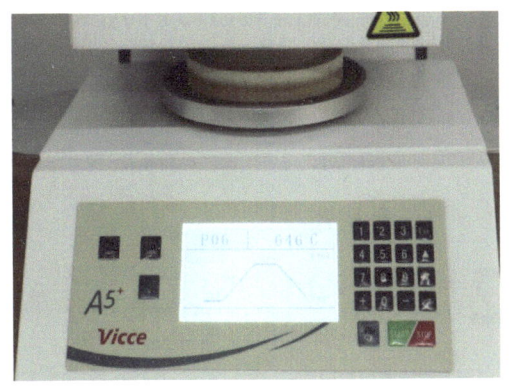　　　　图 12-12　烧结程序结束 01

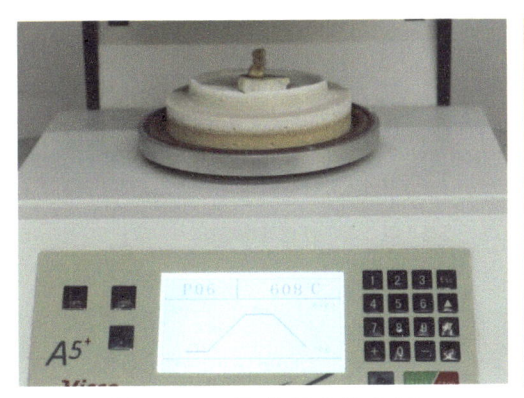

图 12-13　烧结程序结束 02 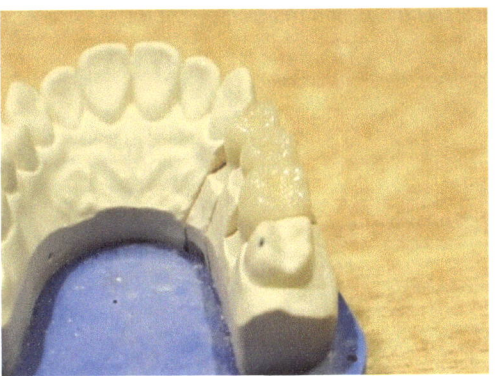　　　　图 12-14　烧结完成后外观

上釉是在修整好外形后的冠桥表面涂刷一薄玻璃釉，使之有天然真牙的光泽度，同时对颜色进一步微调，以达到最佳的色泽效果。

目标巩固

1 相当于天然牙釉质部分的瓷是
   A. 遮色瓷
   B. 牙本质瓷
   C. 透明瓷
   D. 釉质瓷

2 以下有关上釉的说法错误的是
   A. 抛光后才可以上釉
   B. 超声波清洗后才可以上釉
   C. 高压蒸汽清洗后才可以上釉
   D. 上釉后有磨痕,是因为没有经过细磨

十三　质检

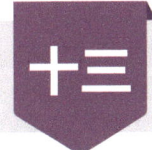

学习目标

1. 明确质检的流程。
2. 掌握质检的方法。
3. 熟悉质检的注意事项。

学习过程

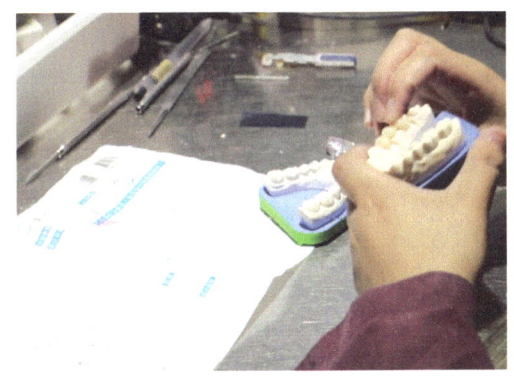

以工作流程、工作步骤配文字说明的形式展示。

图 13-01　与义齿设计单核对牙位等信息

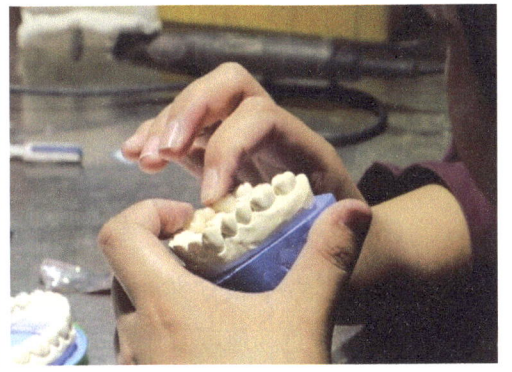

图 13-02　整体观察有无异常

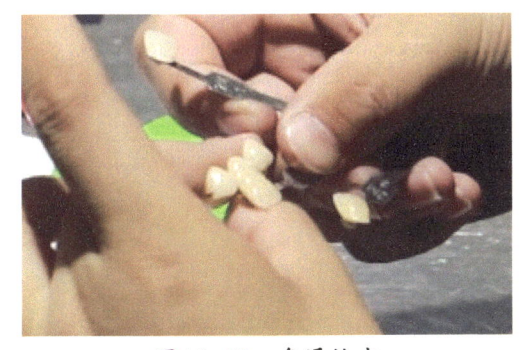

图 13-03　色泽检查

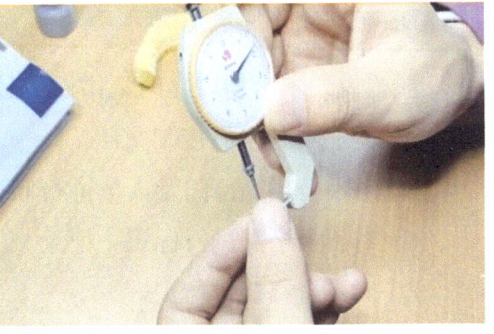

图 13-04　厚度检查

■ 全冠类固定修复体制作工艺 ▶▶▶

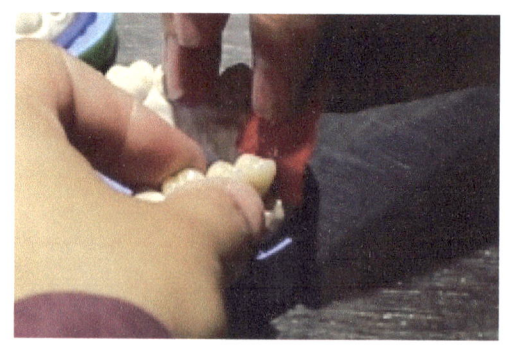

图 13-05　近中邻接关系检查

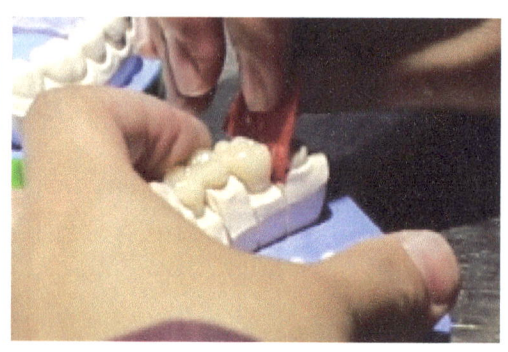

图 13-06　远中邻接关系检查

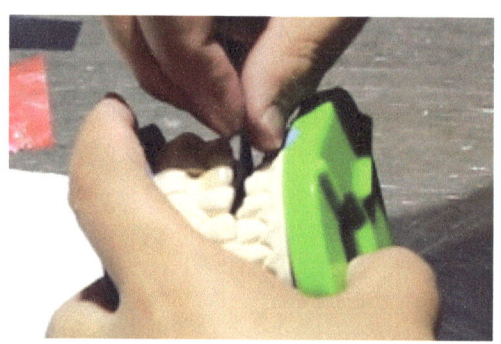

图 13-07　咬合检查

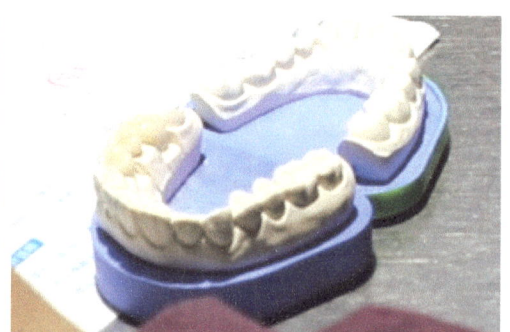

图 13-08　检查完成

目标巩固

1 质检的内容不包括

A. 核对模型和设计文件

B. 核对牙色、厚度及所用材料

C. 核对外形、咬合及邻接关系

D. 核对制作完成情况

2 质检发现不合格产品时，错误的处理方法是

A. 建立不合格品控制文件

B. 对不合格品部门及人员进行职责确认

C. 对不合格品进行标识、记录

D. 对不合格品进行销毁

全冠常规加工工艺及流程图

（注：★项为主要质量控制点）

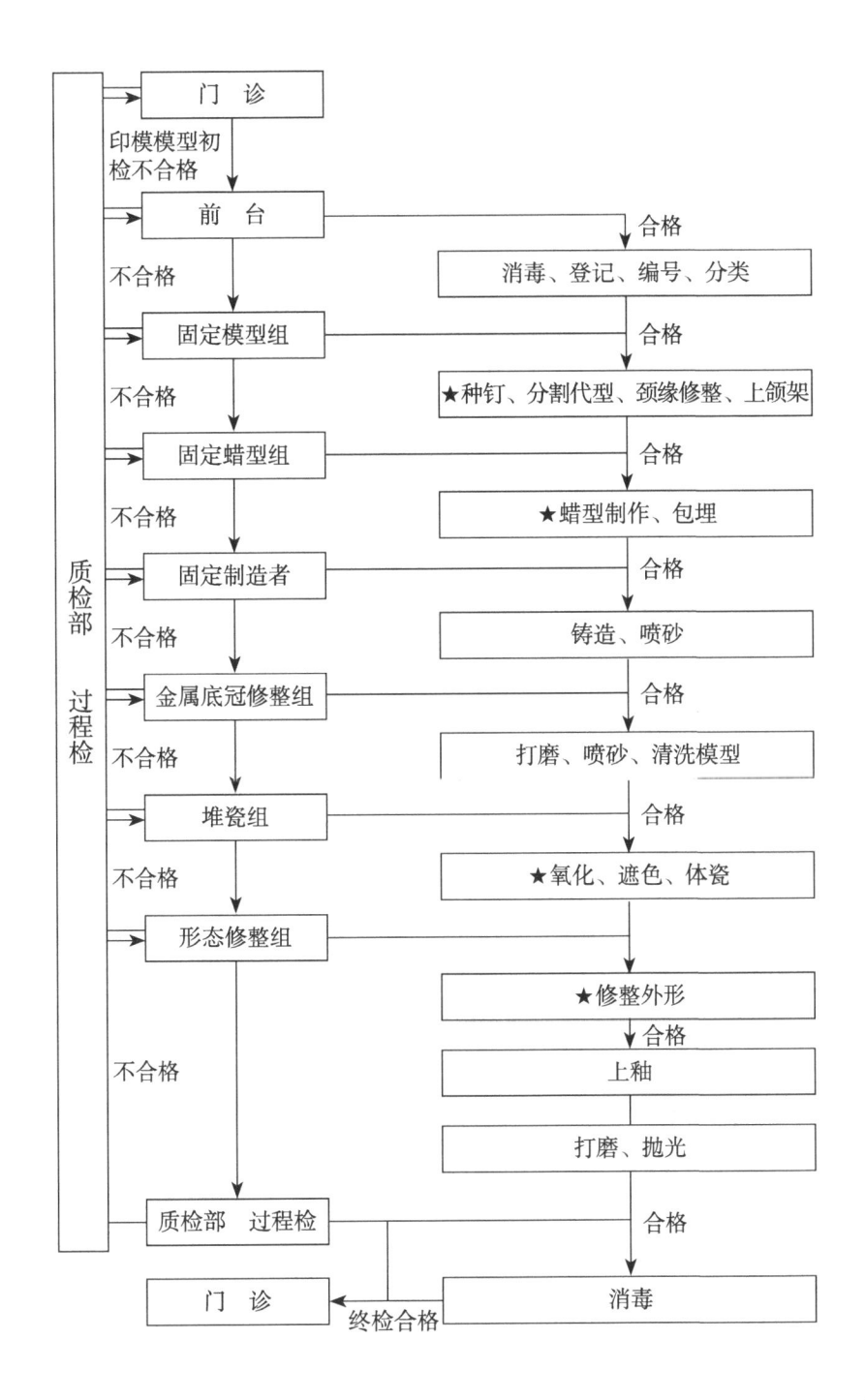

```
质检部 过程检
         │
         ├──→ 门 诊
         │     │ 印模模型初检不合格
         │     ↓
         ├──→ 前 台 ───────────────→ 合格
         │     │ 不合格              │
         │     ↓                    ↓
         │                   消毒、登记、编号、分类
         ├──→ 固定模型组 ───────────→ 合格
         │     │ 不合格              │
         │     ↓                    ↓
         │              ★种钉、分割代型、颈缘修整、上颌架
         ├──→ 固定蜡型组 ───────────→ 合格
         │     │ 不合格              │
         │     ↓                    ↓
         │                   ★蜡型制作、包埋
         ├──→ 固定制造者 ───────────→ 合格
         │     │ 不合格              │
         │     ↓                    ↓
         │                     铸造、喷砂
         ├──→ 金属底冠修整组 ───────→ 合格
         │     │ 不合格              │
         │     ↓                    ↓
         │                  打磨、喷砂、清洗模型
         ├──→ 堆瓷组 ───────────────→ 合格
         │     │ 不合格              │
         │     ↓                    ↓
         │                   ★氧化、遮色、体瓷
         ├──→ 形态修整组
         │     │ 不合格              
         │     ↓                    
         │                      ★修整外形
         │                          │ 合格
         │                          ↓
         │                         上釉
         │                          │
         │                          ↓
         │                       打磨、抛光
         │                          │
         └──→ 质检部 过程检 ────────→ 合格
                  │                  │
                  ↓                  ↓
                门 诊 ←── 终检合格 ── 消毒
```

学生学习评价

项目	评价要求	评分依据	完成程度及评分
学习兴趣	学生学习兴趣浓厚，能积极参与到教学活动中，学习思路明确	能积极主动地参与学习	优 良 中 差 4 3 2 1
整体感知，完成知识目标	探究研讨学习法，培养学生的分析探究能力，通过图片、视频进行操作引导，能够使学生自主总结操作步骤	学生深刻理解本操作的目的、要点	优 良 中 差 4 3 2 1
练习检测	巩固本教材所学的知识	将其延伸到学生的日常学习与实训中，进行发散思维训练	优 良 中 差 4 3 2 1
对企业工作的熟悉程度	学习任务的设计体现企业真实工作过程	学生掌握某一典型工作任务	优 良 中 差 4 3 2 1

结　语

全冠制作在固定修复工艺技术中是最重要的部分，随着计算机辅助设计/加工（CAD/CAM）系统在全冠制作中的广泛应用，制作全冠的工艺也发生了变化，尤其在瓷冠的制作中体现得更加明显，全冠制作的关键在于重现自然牙齿的美学效果和保证足够的耐咬合力，而氧化锆因为其优良的性能已成为全瓷修复体中最常用的材料。目前由于材料及设备的不断创新，采用CAD/CAM技术制作全冠的流程越来越集中在口内扫描或取模、计算机辅助设计和计算机辅助制作这三个加工步骤上。这种方式精度高且重复性强，制作工艺技术性提升空间大，可为临床提供高质量的修复体，给患者和医疗工作者带来更好的体验。

教学视频二维码

模型灌注	定位及打孔	粘结复位钉	灌注代型底座	复位钉模型与底座分离
模型扫描	内冠设计	排版	切削	切除支撑杆
锆珠盘内摆放待烧件	放入烧结炉	按烧结程序运行中	取出烧结完成件	内冠打磨
堆瓷	设置参数–启动	烘干–焙烧	烧结完成–冷却	车瓷
上釉	烘干	选择程序放入焙烧	上釉后烧结效果	质检